RECHERCHES
SUR LA CAUSE
DES AFFECTIONS
HYPOCONDRIAQUES,

APELÉES COMMUNÉMENT *VAPEURS*.

NOUVELLE ÉDITION.

RECHERCHES
SUR LA CAUSE
DES AFFECTIONS
HYPOCONDRIAQUES,

APELÉES COMMUNÉMENT *VAPEURS*;

OU

LETTRES D'UN MÉDECIN,
SUR CES AFFECTIONS.

On y a joint un JOURNAL *de l'état du corps, en raison de la perfection de la transpiration & de la température de l'air.*

Par M. CLAUDE REVILLON, Docteur en Médecine, de l'Académie des Sciences de Dijon, Correspondant de la Société Royale de Médecine de Paris, à Mâcon.

Nouvelle Édition, augmentée de plusieurs Expériences.

Si quanta & qualis oporteat quotidie fieret additio eorum quæ deficiunt, & ablatio eorum quæ excedunt, sanitas amissa recuperaretur, & præsens semper conservaretur. SANCTOR. Aphoris. prim.

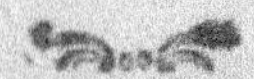

A PARIS,

Chez la Veuve HERISSANT, rue Neuve Notre-Dame, à la Croix d'or.

M. DCC. LXXXVI.

Avec Approbation, & Privilege du Roi.

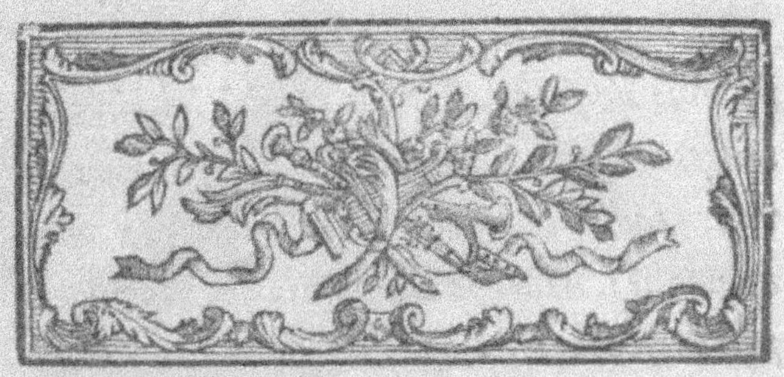

A MONSEIGNEUR

AMELOT,

ANCIEN MINISTRE ET SECRÉTAIRE D'ÉTAT.

MONSEIGNEUR,

L'OUVRAGE, que vous me permettez de publier sous vos auspices, est le fruit des observations que j'ai faites dans une Province dont l'administration fut confiée à vos soins, & qui en conserve le précieux souvenir. Que j'aurois de ſatisfaction à rapeler les circonſtances où vous avez donné des preuves de votre équité, de votre prudence, de votre humanité! Mais je craindrois que ma plume, peu exercée, n'en affoiblît les traits. Je me contenterai de vous préſenter l'hommage de ma reconnoiſſance.

Je ſuis, avec un profond reſpect,

MONSEIGNEUR,

Votre très-humble & très-obéiſſant ſerviteur, REVILLON, D. M.

DISCOURS PRÉLIMINAIRE.

JE fis imprimer, il y a deux ans, un Ouvrage intitulé : *Recherches ſur la cauſe des Affections Hypocondriaques de l'un & de l'autre ſexe.* J'y établiſſois, pour cauſe de ces maladies, la diminution de l'inſenſible tranſpiration. Le réſultat de pluſieurs expériences ſtatiques, & de pluſieurs opérations faites ſur moi-même pendant une année & demie, m'avoit fourni les preuves ſur leſquelles je fondois mon opinion. L'accueil que reçut cet opuſcule étoit bien fait pour m'encourager à ſuivre le projet que j'annonçois de multiplier mes expériences & mes obſervations : la difficulté que j'avois trouvée à me rendre raiſon de quelques phénomenes, m'en faisoit un devoir. J'avois soupçonné qu'ils pouvoient dépendre de l'influence de la matiere électrique; & les faits ayant changé mes soupçons en certitude, j'ai cru que le même motif qui m'avoit engagé à publier mes Recherches sur les Affections vaporeuses, devoit me porter à les faire paroître de nouveau, en y ajoutant ce que mes Observations Météorologiques & mes Expériences Électriques m'avoient révélé de relatif à cet objet. Mais avant d'entrer en matiere, je crois devoir rendre compte du travail que j'ai fait pour découvrir la vérité, dont le récit me paroît intéressant, & des précautions que j'ai prises pour me mettre en garde contre les erreurs auxquelles la préoccupation pouvoit me livrer. Je me suis procuré une machine électrique de la premiere force; j'ai dressé des tables méthéorologiques; j'ai noté, trois fois chaque jour, les variations du thermométre, les diverses hauteurs du barométre, les différens degrés d'humidité de l'air, indiqués par un hygrométre; je me fuis affuré de l'électricité atmofphérique, avec l'électrométre de Lane. Enfin, deux fois par jour, j'ai tenu compte de la maniere d'être d'un vaporeux; & m'informant exactement de l'état de plufieurs autres, j'ai vu que les variations, dans la diftribution du fluide, toujours fubordonnées à la direction des vents & aux changemens des faifons, diminuoient ou augmentoient les mal-aifes. J'ai porté, dans cette recherche, toute la patience, toute l'attention que doit au Public un homme qui entreprend de lui préfenter fes réflexions.

Je dois encore à mes Lecteurs l'aveu que, malgré la certitude que j'ai de la vérité des chofes que j'annonce, j'ai, avant que d'imprimer, adreffé mon Ouvrage à des Sociétés favantes; je l'ai foumis à l'examen de plufieurs Médecins qui ont ma confiance; & s'il n'en eût pas été approuvé, j'euffe eu le courage de ne jamais le produire. Perfonne n'eft plus convaincu que moi, que la médecine eft une fcience qui exige plus d'obfervations que d'explications : je fais qu'il faut fe défier de tout ſyſtême ; que les théories, préſentées même par d'habiles Médecins, ont retardé les progrès de l'art, & que rien n'eſt auſſi dangereux que d'approcher un malade avec des préventions : d'ailleurs, elles ont ſouvent égaré des perſonnes qui pouvoient bien voir ; mais ce ſeroit porter la défiance juſqu'au ridicule, ſi l'on n'oſoit pas ſe ſervir d'un agent auſſi généralement répandu que le fluide électrique, pour donner une explication ſatisfaiſante d'une maladie qui n'eſt point connue. Au reſte, les nouvelles vues que fournit le principe, s'accordent avec nos connoiſſances acquiſes en phyſique, & avec les ſecours médicinaux que les bons Praticiens preſcrivent chaque jour.

Il eſt conſolant pour un vaporeux de pouvoir ſe dire : Je dois à mà maladie les craintes, les incertitudes qui m'environnent ſans ceſſe. Né d'une conſtitution foible, mon imagination ſe déprave, lorſque les cauſes phyſiques, auxquelles je ſuis ſoumis comme tous les autres êtres, modifient différemment mes organes, mes goûts, mes senſations, mes paſſions, parfois bizâres; toutes ces choſes ſont le produit de mon organiſation, & l'accident de mon état. Les vaporeux de ma Province ſauront que le nord & le nord-eſt purifient l'air, qu'ils rendent le ciel ſerein; la fraîcheur qu'ils apportent retarde l'évaporation des rivieres & des terres; comme plus ſecs, ils ſont très-iſolans, & ils empêchent la diſſipation du fluide électrique; ils fortifient nos fibres, & ils animent notre circulation, & nous donnent un moyen d'acquérir cet agent facilement; enfin, dans cette diſpoſition de l'atmoſphere, les inconſtances, les inconſéquences que l'on nous reproche, diſparoiſſent, nous devenons, au phyſique, plus forts, & au moral, plus tranquilles; nous pouvons nous occuper des objets qui exigent de l'attention & des réflexions; nous ſuivons ſans efforts des projets qui demandent de la fermeté & de la conſtance. C'eſt au point d'être étonnés nous-mêmes des changemens ſubits qui arrivent dans notre maniere de voir & de ſentir.

Si, dans ces dispositions, qui nous rendent l'existence précieuse, & qui nous font oublier nos foiblesses & nos irrésolutions, le vent tourne au midi, sa chaleur, son humidité nous dépouillent du fluide électrique, relâchent nos fibres; nos digestions deviennent lentes & tardives; toutes les secrétions diminuent; le courage & la fermeté nous abandonnent; alors nous sommes incapables de suivre les objets qui exigent de l'attention. Il ne faut qu'une seconde pour opérer ce changement : l'ouest produit encore des désordres plus considérables. Ce n'est point dans les Livres des Médecins qui ont écrit sur cette matiere, que l'on peut trouver les preuves de ce que j'avance; c'est le témoignage des vaporeux de l'un & de l'autre sexe que j'invoque. Si, dans les mêmes circonstances, si, aux mêmes époques, ils éprouvent les mêmes accidents; s'il est bien démontré que ce changement, dans la direction des vents, suffit seul pour réveiller nos incertitudes & nos craintes, qui pourra se refuser à croire que la diſtribution inégale du fluide électrique les prépare ? Lorſque nous ſavons que, pendant le regne de l'oueſt, l'équilibre que cherche ce fluide eſt détruit, & qu'il eſt verſé plus abondamment ſur la terre ; en faiſant ſur-tout attention que la végétation reçoit, par ce rumb, une force & une vigueur qu'elle n'acquiert jamais par le nord ; il ſera impoſſible d'accuſer de ces changemens ſubits le trouble que procurent les différentes paſſions, quand les malades aſſureront qu'ils n'ont rien éprouvé qui les aient affectés.

Ceux à qui cette hiſtoire de l'influence des vents paroîtroit un être d'imagination, pourront voir ce que dit M. l'Abbé Richard, dans ſon *Traité de l'Air, tome IV, pages* 411 *&* 420 ; ils s'aſſureront que les Anglois ne ſont pas plus expoſés que les autres Peuples à la conſomption, (maladie endémique à leur pays) laquelle n'eſt que le dernier degré de l'affection vaporeuſe, que parce que l'air eſt fréquemment très-humide dans leur climat ; l'on à même obſervé que jamais les ſuicides ne ſont plus fréquents en Angleterre, que pendant le regne des vents d'oueſt. Qui pourra ſe refuſer à croire que la cauſe phyſique prépare tout dans les inſtants malheureux où les forces motrices de la machine ſont ſans action, & ſe laſſent d'elles-mêmes? La vie devient à charge .....; ſon poids, le plus inſupportable de tout, quand il ſe fait ſentir, eſt, pour celui qui l'éprouve, le comble des maux, dont la mort ſeule peut le délivrer ...... Les Voyageurs qui ont ſéjournés quelque temps à Palerme en Sicile, diront l'effet étonnant qu'a fait ſur eux le *ſiroc* ou ſud-eſt. Il faut qu'il dépouille, au plus haut degré, les corps du fluide électrique; perſonne ne peut ſe garantir de ſes impreſſions; les étrangers & les nationnaux, dès qu'il ſoufle, ſont frappés d'une ſorte d'incapacité; il leur eſt impoſſible de lire, d'écrire & d'agir. Cet état ſe prolonge pendant que ce vent regne, & il dure quelquefois pluſieurs jours. Si-tôt que le rumb change, ils reprennent leurs forces & leur gaieté. Ce paſſage eſt ſi ſubit, qu'il ne peut être comparé qu'à la commotion électrique. Je puis dire qu'il m'est arrivé mille fois de commencer à lire ou à écrire par un vent du nord ; je continuois mes occupations avec plaisir & avec fruit tant qu'il tenoit ; mais s'il passoit au sud ou à l'ouest, dans l'instant je le reconnoissois par la difficulté de suivre les idées de l'Auteur, & de lier les miennes. Cette sensibilité ne sera jamais bien comprise que par les vaporeux.

Quand ils sont attentifs, ils peuvent, en se réveillant, reconnoître & annoncer, par les dispositions morales & physiques où ils se trouvent, le vent qui regne sur leur horison.

Il seroit possible de démontrer, à la rigueur, cette influence de l'électricité de l'atmosphere en plus ou en moins ; mais des voyages, des observations faites par des Observateurs intelligens, sur différens points du globe, seroient nécessaires pour en former la démonstration complette. Le temps, les circonstances pourront procurer, dans la suite, les données capables de faciliter la ſolution de ce problême ; ce que je viens d'en dire me paroît ſuffiſant pour faire, au moins, ſoupçonner cette influence, pour autoriſer à rendre raiſon des bons effets que les vaporeux ont ſouvent éprouvés des voyages & des changemens de climats.

S'il y avoit un pays à l'abri des variations ſubites des vents, ſur lequel il ſouflât un nord frais pendant quelques mois ſans interruption, en y tranſportant les vaporeux, ils guériroient ſans autres ſecours. On ſe plaint que cette maladie devient chaque jour plus commune ; l'on accuſe nos paſſions, l'on veut que les deſirs effrénés des honneurs, des richeſſes & des connoiſſances en ſoient les cauſes. Mais l'on peut répondre aux partiſans de cette opinion, que les vaporeux & les perſonnes foibles ont des goûts, & jamais des paſſions. Ils ſouhaitent mille choſes différentes en un jour ; ils ſont incapables de ſuivre avec opiniâtreté les objets qui ſembleroient contribuer à leur bonheur ; ils reçoivent toutes les impreſſions vivement, & elles s'effacent avec facilité.

Propoſez à un homme de cette claſſe une poſition brillante, même au-deſſus de ſes eſpérances; dite-lui que, pour y parvenir, il faut au moins un an de conſtance & de patience, & que, pendant cet intervalle, il abandonnera ſes habitudes & ſes goûts, & qu'il ſera expoſé à quelques incertitudes; bien convaincu qu'il ne peut pas fournir une carriere ſi pénible, il vous remerciera.

Je vois une cauſe bien plus naturelle: nos aïeux ont négligé les exercices & la ſobriété de nos ancêtres; nos peres ont fini par les abandonner; l'augmentation du numéraire a porté, dans tous les ordres de la ſociété, le luxe des commodités, & il a diminué la vraye richeſſe; nous avons été mieux logés; les voitures qui n'étoient réſervées que pour les Chefs de la Nation, ſont devenues une choſe indiſpenſable pour tous ceux qui ont de quoi en faire la dépenſe; l'on a ſervi les tables avec une profuſion ridicule, & à coup ſûr, les cuiſiniers donnent plus de vapeurs que les paſſions. Ce n'eſt pas tout, en abandonnant les tournois & la chasse, l'on est devenu plus galant; mais ce n'est plus de cette galanterie de l'ancienne Chevalerie, qui gagnoit les cœurs sans les amollir & sans les corrompre; l'on a couru après des jouissances, & ces jouissances prises avec excès, avant que l'âge en ait fait un besoin, ont affoibli les corps. L'aisance générale a multiplié les arts sédentaires, & toute la génération a été énervée..... Vivez sobrement, exercez le corps, & je vous promets toujours assez de force pour combattre les passions qui entreront dans vos cœurs!

Quiconque portera un coup-d'œil observateur sur la maniere de vivre des femmes dans les grandes Villes, ne sera pas surpris de la quantité des vaporeuses qu'on rencontre dans ces Villes. Elles naissent, en général, d'un pere foible, & d'une mere délicate; leur premiere éducation consiste à leur donner des talents agréables; l'on ne songe pas seulement qu'il faut se bien porter pour en jouir; on n'a pas institué le moindre exercice pour les fortifier

fortifier. Le moment de les marier arrive ; la convenance du rang, des fortunes décide cet engagement. Devenues leurs maîtreſſes, elles ſont entraînées par les uſages établis, plutôt que par leurs goûts ; une toilette de pluſieurs heures, les viſites faites ou reçues, quelques lectures frivoles, le Spectacle, le jeu, des ſoupers auſſi ennuyans que ſomptueux, rempliſſent leur journée ; elles l'ont commencée vers le milieu du jour, elles la prolongent bien avant dans la nuit. Les grandes paſſions qui les agitent, ſe réduiſent à l'amour ; & l'on ſait aſſez que la maniere dont on traite ce ſentiment, ne doit pas faire périr dans les langueurs.

Je ne voudrois, pour diminuer cette maladie, qu'une premiere éducation, dans laquelle on s'attacheroit à fortifier le corps ; que les femmes ſe fiſſent une occupation du ſoin de régir leurs maiſons, & qu'elles fuſſent les premieres inſtitutrices de leurs enfans. Elles trouveroient dans ces exercices la ſanté & le bonheur, qu'une vie diſſipée ne leur procurera jamais.

Que fait de plus la femme raiſonnable d'un Bourgeois & d'un Artiſan commode? Les vapeurs n'ont pas porté la même déſolation parmi les citoyennes de ces deux claſſes. Les grands travaux, les longues marches ne ſont point faits pour le ſexe; j'en dirai les raiſons : dans les grandes Villes, dans les Cours, ce ne ſont point celles qui ſuivent la fortune, ce ne ſont point celles qui recherchent les honneurs, ou qui s'occupent de connoiſſances, qui ont des maux de nerfs. Une vaporeuſe n'a ni le courage ni la force de ſoutenir les peines, les dégoûts qu'exigent les réuſſites; toute abſorbée par ſes maux, elle peut avoir quelques fantaiſies; mais les paſſions fortes n'agitent point ſon cœur.

D'après le principe que j'ai poſé, que cette affection eſt due à une organiſation foible, l'on voit que le vaporeux eſt, de tous les hommes, celui qui eſt le moins propre aux grandes entrepriſes; il lui manque cette patience, cette fermeté qui nous inſpire la confiance en nos propres forces. Ce n'eſt pas celui que des maux réels accablent continuellement, & qui eſt perſuadé qu'il lui reſte peu de temps à vivre, qui eſt troublé par des craintes perpétuelles, & expoſé à des dangers préſens, ou qui en entrevoit dans l'avenir, qu'on voit former des projets ambitieux, & pourſuivre les honneurs; il ne ſouhaite qu'un état paiſible, tout ce qui exigeroit de la repréſentation, qui le mettroit dans le cas de violenter ſes goûts, ou qui contrarieroit ſes idées, lui ſeroit inſupportable. Je ſais que les paſſions, les grands malheurs qui détruiſent nos fortunes, ou qui portent atteinte à notre honneur, peuvent, en affoibliſſant le corps, nous rendre vaporeux; mais ces cas ſont très-rares.

Comme l'excès du fluide & ſa privation peuvent opérer des mal-aiſes, il faut être attentif lorſqu'on donne des conſeils; il faut remarquer la conſtitution de l'année, les vents qui regnent, varier quelquefois le traitement, s'informer de l'âge du malade, parce que lorſque cette indiſpoſition ſe prolonge juſqu'à quarante ans, l'on doit accuſer une humeur étrangere.

Je n'ignore pas que d'autres causes que celles dont j'ai fait l'exposition, concourent, chez les personnes du sexe, à déterminer des vapeurs : le tribut menstruel, auquel la nature les a asservies, les grossesses, les accouchemens & leurs suites, en affoiblissant, en engorgeant leurs organes, les rendent très-sujetes à ces maladies ; mais c'est en les disposant à être plus facilement affectées par les causes générales qui les produisent. Le pays doit être considéré : toutes les fois que le malade habite une Province humide & marécageuse, l'on peut être certain que les doux fortifians réussiront : si le lieu de sa résidence est un sol sec & montagneux, il n'y a souvent que l'irritabilité ; alors on emploie les adoucissans & les édulcorans. Ce n'est que par une étude bien approfondie des climats, des tempéraments, qu'on peut diriger utilement les vaporeux. Les nouvelles vues que je propose ne changent rien au traitement que j'avois indiqué dans ma premiere Edition.

Je regarde les variations du fluide électrique, comme causes déterminantes des vapeurs, en ce qu'elles influent sur la diminution de l'insensible transpiration. Je sais que l'on m'a objecté que souvent, dans un jour serein, il arrive des accidents vaporeux, & que cette humeur transpirable produit des rhumatismes, des fluxions; il est certain que tout ce qui peut porter de l'éréthisme, tout ce qui dérange la circulation ou la rend moins libre, doit diminuer la transpiration, & donner lieu à des paroxismes chez des sujets irritables. Il est encore certain que les excrétions participant de la qualité de la masse humorale, la transpiration d'un vaporeux ne doit point ressembler à celle d'un homme vigoureux, & que le même dérangement peut déterminer une attaque nerveuse ou un rhumatisme; mais pour qu'on pût tirer des inductions de ces faits, il faudroit que l'état antérieur du malade fût le même. L'expérience m'a appris que l'usage du maigre diminuoit singuliérement la transpiration; en unissant quelques réflexions à cette observation, il m'a été facile de reconnoître la cauſe de cette diminution. La décoloration des vaporeux, l'énorme quantité de vents qui roulent dans leur eſtomac & dans leurs inteſtins, & qui ne s'en échappent que très-difficilement, tout annonce les digeſtions acides, & le paſſage dans le ſang d'un chyle trop aceſcent : on voit que les ſucs digeſtifs, altérés par la rétention de la matiere tranſpirable, n'ont pas les qualités néceſſaires pour favoriſer la digeſtion ; que la force même des organes, affoiblie par cette cauſe, rend cette fonction trop difficile ; qu'ainſi tout aliment, dont le mucilage eſt trop denſe pour être facilement décompoſé, reſte long-temps dans l'eſtomac, y éprouve l'altération dont ſa nature particuliere eſt ſuſceptible, & paſſe néceſſairement à l'acidité, quand les végétaux prédominent dans la pâte alimentaire. De-là des ſucs denſes plus ou moins auſteres ou acides, & qui, exigeant trop d'action de la part des fibres, vont obſtruer des petits vaiſſeaux, ralentir le cours du ſang, gêner les ſecrétions & les excrétions, & ſur-tout la tranſpiration. Les viandes légeres, dont les ſucs ont déja été ſoumis à différentes circulations dans le corps des animaux plus analogues à nos humeurs, ſont menés, avec moins d'efforts, à l'animaliſation, ils nourriſſent davantage ſous un petit volume, & ne laiſſent pas cette trace d'aigreur, à laquelle les vaporeux ſont diſpoſés.

Je n'entends pas proſcrire l'uſage du maigre, & dire qu'il ne convient dans aucun cas; il eſt des conſtitutions, des circonſtances & même des pays où on l'emploie avantageuſement; il eſt néceſſaire toutes les fois que les humeurs ont une tendance à l'alkaleſcence : c'eſt auſſi la nourriture la plus appropriée à cette claſſe d'hommes ſoumis à un travail pénible & continuel. Tous ceux qui jouiſſent d'une bonne ſanté peuvent en faire uſage; les préceptes ne ſont faits que pour les malades.

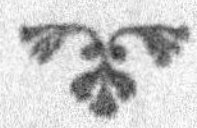

RECHERCHES

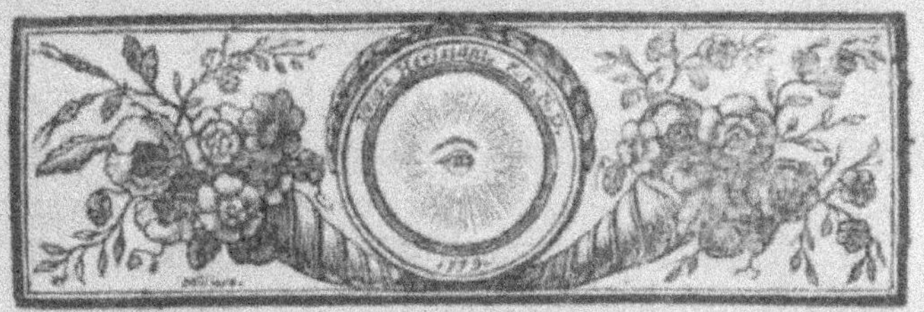

RECHERCHES
SUR LA CAUSE
DES AFFECTIONS
HYPOCONDRIAQUES,
APELÉES COMMUNÉMENT *VAPEURS*;

OU

LETTRES D'UN MÉDECIN,
SUR CES AFFECTIONS.

LETTRE PREMIERE.

MONSIEUR,

J'AI été aussi malheureux que vous l'êtes. Le peu d'avantage que j'ai trouvé dans les remedes qu'on a coutume d'employer contre cette maladie, qui rend votre sort si triste, m'a forcé à réfléchir sur cet objet, à observer avec soin tous les effets que produisent sur moi les différents états de l'atmosphere, les différents aliments, & tous les êtres physiques & moraux, à l'action desquels nous sommes exposés.

Je dois aux réflexions que mon expérience propre m'a fait faire, le meilleur état où je me trouve; & je me crois obligé, par humanité, de vous confier tout ce que j'ai appris à mes dépens, & de vous exposer ce qui m'a réussi.

Je me propose donc de mettre sous vos yeux, dans ces lettres, le tableau au naturel de l'état où je me suis trouvé; & comme je n'ai probablement pas éprouvé tous les accidents que cette maladie peut occasionner, j'ajouterai à ce tableau les traits consignés dans les observateurs les plus accrédités, afin que comparant votre état à celui que j'aurai peint, vous puissiez vous y reconnoître, quelle que soit votre situation.

A cette histoire de l'hypocondriacisme, je joindrai le détail des remedes que j'ai faits, & l'exposition de ceux que conseillent les différents auteurs qui ont écrit sur cette maladie, & dont je me suis procuré la lecture avec l'empressement d'un malade impatient, tel qu'on l'est lorsqu'on a le malheur d'être vaporeux.

L'inutilité de la pluspart de ces remedes m'a fait faire des réflexions que je hasarderai de vous comuniquer : elles seront peut-être, ou paroîtront ridicules ; mais comme je m'expliquerai avec autant de franchise sur ceux qui m'ont réussi, je compte sur votre indulgence. Je vous la demande avec d'autant plus d'instance, que l'étendue de mon projet me met dans le cas d'en avoir besoin ; car j'oserai même donner mes conjectures sur la cause des vapeurs.

Des observations & des expériences, dont la pluspart me sont personnelles, m'ont conduit à cette espece de découverte. Je peux m'être trompé ; mais je suis prêt à reconnoître mon erreur, dès qu'on me l'aura montrée ; il faudra cependant que, par un systême contradictoire au mien, on me rende raison des faits que j'exposerai, & dont je garantis la vérité.

A ces faits, à ces conjectures, je ferai succéder quelques détails sur la méthode à suivre dans le traitement de ces maladies. Mon projet, comme vous pouvez en juger, est d'une assez grande étendue ; ce sera la matiere de plusieurs lettres ; mais cette correspondance cessera, dès que je ne vous intéresserai plus.

J'ai l'honneur d'être, &c.

LETTRE II.

MONSIEUR,

JE vous ai promis bien des choses; peut-être allez-vous être dans le cas de répéter avec Horace:

Parturient montes, nascetur ridiculus mus.

mais vous savez que je me suis engagé à cesser de vous écrire, dès que mes lettres n'auront plus pour vous d'intérêt; & c'est dans la confiance que me donne la promesse que vous m'avez faite, que je commence à vous tenir la mienne.

Je vais d'abord tracer, le plus exactement qu'il me sera possible, le tableau des vaporeux, &c. Sous cette dénomination, je confondrai les malades attaqués de la passion hystérique & de l'hypocondriacisme. Ces deux maladies, déja regardées par Sydenham comme identiques, ont tant d'accidents communs, qu'on est excusable de les confondre, ou tout au moins de les regarder comme des variétés sous un même genre, dépendantes des nuances des tempéraments, &c.

& de l'influence de l'organisation particuliere. Je craindrai d'autant moins de présenter ces deux maladies comme n'en faisant qu'une, que j'espere démontrer qu'elles ont l'une & l'autre la même cause.

Cette affection s'annonce par un état de mal-être, qui ôte les facultés de s'acquitter des fonctions de son état avec la même aptitude. Le corps est lourd, la tête embarrassée, on ressent des oppressions, des anxiétés sous les côtes, souvent du côté gauche; on éprouve des élancements, de l'ardeur & de la chaleur; quelquefois c'est un gonflement subit du côté de la rate : si le côté droit est affecté, on sent des douleurs de colique, des feux qui montent au visage, une gêne à la région du cœur, des étouffements après les repas, des rapports, des vents continuels, qui sont précédés de tension, de pression & de bruits d'entrailles : l'éruption des vents soulage un peu les malades, mais ils sont bientôt reproduits.

Le malade a quelquefois la diarrhée, d'autres fois il est constipé; il est tourmenté de vents qui ne peuvent s'échapper; il est fatigué de nausées, de dégoût. Il perd ordinairement l'appétit, quelquefois cependant il le conserve, & en a même un très-fort. Dans le premier cas, la digestion est imparfaite; un amas de matieres glaireuses se forme dans les premieres voies; l'urine est blanche, aqueuse : l'humeur de la transpiration, se portant sur la poitrine, y produit des contractions violentes, une difficulté de respirer, un sentiment de réplétion, des tremblements, des palpitations de cœur. Le mal augmente, la tête s'affecte; on ressent des céphalagies, des migraines, & cette douleur que l'on nomme chez le sexe, *clou hystérique*.

A ces symptômes se joignent le vertige, le tintement d'oreilles, une difficulté d'ouir : les yeux sont languissants, la langue est engourdie; il survient des bâillements fréquents, des éternuements, des tremblements de tous les membres, des légeres attaques de froid à l'extérieur, sur-tout aux extrémités, des fourmillements dans les chairs, des tensions fatigantes & douloureuses, des contractions à la bouche; les sens s'appesantissent; l'odorat & le goût sont sans cesse désagréablement affectés; certaines femmes ont le visage haut en couleur; chez d'autres il pâlit. On éprouve en différentes parties du corps de petits mouvements, dont la sensation paroît ressembler à celle que nous causent des fourmis qui courent sur la peau.

Tous ces signes réunis ne précédent pas toujours les attaques; il suffit qu'il en paroisse quelques-uns à leur suite, il en survient qui caractérisent principalement les affections vaporeuses : je vais les exposer.

Il eſt des femmes qui tombent, en faiſant de grands cris ; d'autres ſans ſe plaindre : il en eſt qui ſont privées tout-à-coup de ſentiment & de mouvement : d'autres ſont dans l'état d'une ſyncope alarmante, qui ne ſe manifeſte que par les fauſſes apparences d'un ſommeil tranquille. Ces attaques ſont ſouvent précédées par de grandes foibleſſes ; elles ſe ſuccédent à pluſieurs repriſes. Dans le cours de la converſation, les femmes vaporeuſes font tout-à-coup des éclats de rire, ou elles pleurent amérement, tombent en convulſion, ou en ſyncope : on a vu ces foibleſſes durer pluſieurs heures, & même un jour ou deux, avec privation totale de mouvement, d'entendement & de ſentiment. Celles qui ſont dans cet état fâcheux, reſſemblent à des perſonnes mortes. On peut piquer vivement ces malades, ſans qu'elles donnent aucune marque de ſenſibilité ; on en a vu beaucoup d'exemples. Il faut être ſur ſes gardes dans les maladies nerveuſes, pour ne pas confondre les perſonnes vivantes avec les perſonnes mortes.

Les attaques d'hyſtérie ne renverſent pas toujours les malades ; leur corps fléchit ſouvent d'un côté ; les mouvements convulſifs des parties extérieures ſe communiquent aux viſceres, & des viſceres aux autres parties : c'eſt une alternative quelquefois ſi précipitée, qu'on eſt ſurpris de la promptitude avec laquelle ces différents mouvements ſe ſuccedent. Il en eſt de même des douleurs hyſtériques, dès qu'elles ceſſent à l'extérieur, elles ſe font ſentir dans les viſceres.

La roideur des membres, la tenſion de l'abdomen ſont extraordinaires ; les mouvements convulſifs des mâchoires ſont quelquefois ſi violents, qu'ils détruiſent la couronne des groſſes dents, qu'ils luxent les mâchoires, & en détachent des pieces entieres. Si la langue eſt ſurpriſe entre les dents, elle eſt déchirée ou entiérement coupée.

Outre ces ſymptômes généraux, il en eſt encore de particuliers à la paſſion hyſtérique & hypocondriaque ; ils dépendent de la partie que l'humeur affecte.

Si elle ſe porte ſur les organes deſtinés aux fonctions vitales, il y a des palpitations, durant leſquelles il ſemble que le cœur heurte rudement contre les côtes ; la reſpiration eſt gênée, courte, ſe fait par ſoubreſauts, & comme par hoquets.

Le malade eſt attaqué d'une toux fatigante, preſque continuelle ; ſon goſier ſe reſſerre ; il ſe plaint d'étranglement, quoique rien ne paroiſſe d'abord à l'extérieur de la gorge ; mais un gonflement conſidérable eſt promptement la ſuite de cet accident ; l'œſophage ſe ferme ; le malade éprouve la même ſenſation que ſi on l'étrangloit ; ſa voix s'éteint, il ne peut rien avaler, & rejete tout ce qu'il prend par la bouche. Lorſque les viſceres du bas-ventre ſont affectés par cette humeur, on reſſent un mouvement d'ondulation ou de rotation extraordinaire dans l'hypogaſtre ; ce mouvement ſemble monter vers le nombril, quelquefois il paroît deſcendre ; l'abdomen ſe gonfle irréguliérement ; il ſe forme en différentes parties de cette cavité, comme une boule qui ſe porte d'un côté & d'autre, ou qui monte vers le diaphragme ; le ventre eſt ſerré ; on reſſent des grouillements & des borborygmes ; le pouls eſt convulſif, quelquefois éteint : les uns ont un ſentiment de froid au ſommet de la tête ; & pluſieurs ſont incommodés du battement des arteres temporales. La même humeur, ſur les reins, donne les accidents de la néphrétique ; les malades vomiſſent une bile verdâtre ; les digeſtions ſont glaireuſes, vertes, blanchâtres & ſouvent fétides.

A l'aſpect d'un pareil tableau, il n'eſt perſonne qui ne ſe ſente ému, & qui ne s'intéreſſe au malheureux ſort des vaporeux ; mais l'intérêt croît quand, après avoir conſidéré l'état affreux de leur corps, on jete un coup-d'œil ſur celui de leur eſprit.

Vous venez ſans doute de vous reconnoître dans le premier portrait : vous allez voir, par le ſecond, ſi ma propre expérience ne m'a pas mis dans le cas d'être un peintre fidele.

J'ai l'honneur d'être, &c.

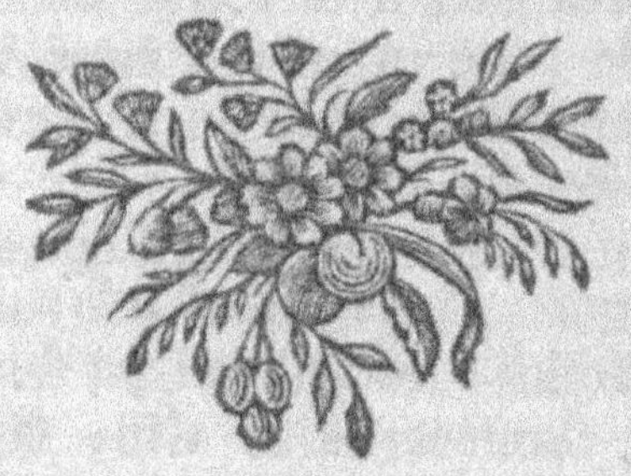

LETTRE III.

MONSIEUR,

LES douleurs du corps sont supportables dans cette maladie ; les vaporeux en parlent souvent, mais c'est qu'ils leur rapportent l'état de leur ame, qui est la seule chose qui les tourmente ; on ne rendra jamais tout ce que l'on souffre dans cette situation. C'est la crainte, cette altération triste & amere de l'ame, qui nous fait redouter un mal futur qui peut arriver, & même le mal qui ne nous menace pas. C'est l'inquiétude habituelle, qui nous rend mécontents de nous, des autres, de nos talents, de notre position ; c'est l'ennui, (comme dit M. de Jaucourt) espece de déplaisir qu'on ne sauroit définir ; ce n'est ni chagrin ni tristesse, c'est une privation de tous plaisirs, causée, par je ne sais quoi, dans nos organes, ou dans les objets du dehors, qui, au lieu d'occuper notre ame, produit un mal-aise ou dégoût, auquel on ne peut pas s'accoutumer.

C'eſt l'humeur qui nous rend injuſte envers ceux que nous aimons. C'eſt la frayeur qui nous rend foibles & puſillanimes ; ce ſont toutes ces foibleſſes qui déchirent à-la-fois le cœur de ces êtres ſenſibles, & qui font le tourment de leur vie.

La nature entiere eſt, aux yeux des vaporeux, couverte d'un crêpe funebre ; tous les objets s'y peignent en noir ; ſans ceſſe occupés de la conſervation de leur être, dont il leur arrive ſouvent de ſouhaiter la deſtruction, ils ſont tourmentés d'un déſeſpoir cruel ; ils perdent l'idée conſolante d'une guériſon parfaite ; ils ſe croient expoſés à tous les maux qui peuvent affliger l'humanité ; ils ne prévoient que des choſes funeſtes, & ils n'apperçoivent pas de poſſibilité de les éviter ; le plus léger accident excite ſur eux la terreur, la colere ; la méditation, ſecours indiſpenſable à l'ame, eſt pénible, & ſouvent impraticable. Il faut que leur eſprit faſſe des efforts continuels pour ſuivre les objets de leur attention, & ſes efforts ſont preſque toujours infructueux par la diſpoſition préſente des organes de leur cerveau ; ils n'ont pas la force de penſer à rien ; la douleur la plus cruelle a quelque choſe de moins accablant, car elle ramene, dans les intervalles, l'eſpoir d'un meilleur état.

La nuit, qui prescrit des bornes au travail, & qui calme les soucis des hommes, est pour les vaporeux une nouvelle source d'inquiétude & de crainte; le silence où sont alors plongés tous les êtres, & qui leur imprime une certaine foiblesse, redouble celle de leur esprit. La frayeur de la mort, l'augmentation de tous les accidents, le plus petit dérangement leur paroît des signes certains de leur destruction; les étouffements, le cochemart, cet état où, au milieu d'un sommeil inquiet, la circulation paroît suspendue, est un autre accident familier aux vaporeux. Le malade sort machinalement de son lit, respirant avec peine, la tête embarrassée, ne pouvant articuler un seul mot; il est obligé de se promener plusieurs minutes dans sa chambre, avant que de savoir qui il est, où il est, & d'où il vient: enfin, cet état affreux disparoît, & laisse à celui qui l'a éprouvé un abattement pénible de corps & d'esprit; le reste de la nuit se passe dans l'agitation; au réveil le corps est fatigué, l'estomac est rempli de vents.

Je pourrois ajouter à tous ces traits l'énumération de plusieurs petites foiblesses, dont vous m'avez vous-même fait confidence. Mais je crois, monsieur, en avoir assez dit pour vous convaincre que je ſuis en droit d'avancer :

Non ignara mali, miſeris ſuccurrere diſco.

C'eſt auſſi ce que j'eſpere faire dans les lettres ſuivantes, aprés avoir expoſé ce que je penſe de l'hypocondriaciſme & de l'hyſtérie.

J'ai l'honneur d'être, &c.

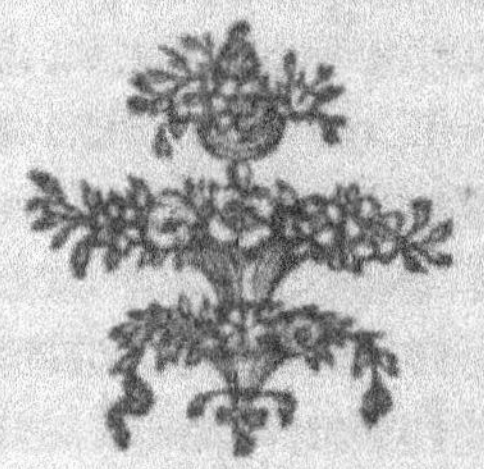

LETTRE IV.

MONSIEUR,

Les maladies nerveuſes ont toujours préſenté beaucoup de difficultés : les médecins qui nous en ont tranſmis l'hiſtoire, ont ſouvent confondu les cauſes ; les uns n'ont vu que des humeurs âcres, mettant le ſyſtême nerveux en contradiction ; d'autres ont accordé un pouvoir trop étendu à nos paſſions. Cette maniere de raiſonner a néceſſairement entraîné une diverſité d'opinions ſur les premieres cauſes de cette affection.

Le médecin qui cherche à profiter de l'expérience de ſes prédéceſſeurs, reſte, après bien des lectures & des méditations, dans une incertitude auſſi pénible que l'ignorance ; il ne ſait plus s'il doit employer les délayants, les adouciſſants, les édulcorants, ou les fortifiants. Toutes les méthodes indiquées lui montrent des cures ſéduiſantes ; il n'a plus de reſſource que le temps & ſon expérience pour fixer ſes idées, & aſſeoir un traitement raiſonné ; le temps lui manque ſouvent, & par fois l'expérience eſt trompeuſe ; auſſi l'on voit d'excellents praticiens ne pas oſer s'expliquer ſur ce genre de douleurs.

Il me ſemble que la ſeule maniere d'éviter les erreurs, eſt de commencer par bien connoître cette affection dans ſon état le plus ſimple; marchant enſuite d'un pas plus aſſuré, on parviendroit à claſſer toutes les complications dont elle peut être ſuſceptible, on aſſigneroit à chaque cas un traitement particulier. Ce travail demande du temps, & une ſomme de connoiſſances, qu'il n'appartient pas à toutes les perſonnes de l'art de fournir. Je ne puis, monſieur, offrir à votre empreſſement, que le dévelopement du premier état, que nous apelons *ſine materia*. Je m'arrêterai quelquefois aux autres complications, parce que je ſuis convaincu que les mêmes cauſes phyſiques & morales agiſſent également & en même temps ſur tous les individus, & qu'il convient à tous les vaporeux de l'un & de l'autre ſexe, quelle que ſoit la cauſe, de ſuivre le régime, les exercices & les autres précautions que j'indique. Je vous dirai ce que dix-huit ans d'études & de réflexions, & quinze ans de ſouffrances m'ont appris.

Je vous parlerai des expériences que j'ai faites ſur la tranſpiration inſenſible, de ſon utilité, des obſervations ſur l'électricité, ſuivies avec ſoin pendant un an.

J'ai

J'ai souvent été tenté de suspendre la publication de mon travail, & d'attendre que je pusse fournir quelque chose de fini sur cet objet; mais mes occupations se multipliant chaque jour, j'ai pensé qu'il pourroit être avantageux de fixer les vues des personnes instruites, du côté des causes que j'indique, dans l'espérance que leurs travaux seront plus utiles que les miens.

J'ai l'honneur d'être, &c.

LETTRE V.

MONSIEUR,

JE ſuppoſe tous mes lecteurs imbus des connoiſſances acquiſes, juſqu'à ce jour, ſur le fluide électrique; & dans le cas où quelques-uns ne le ſeroient pas, je les invite à lire ce qu'en ont dit les différents phyſiciens qui ont écrit ſur cette matiere. Sans cette ſuppoſition, ce que j'aurois dit devenoit inutile à ceux qui connoiſſent cette partie, & auroit été inſuffiſant pour ceux qui ne la connoiſſent pas. Je n'ai pas l'intention de donner un traité d'électricité, qui ne ſeroit qu'une répétition faſtidieuſe de ce que d'excellents Auteurs ont dit avant moi: je me contenterai de rapeler quelques principes, pour l'intelligence de mon ouvrage. —— Le fluide électrique eſt répandu dans toute la nature, chaque corps en contient une quantité relative à l'affinité qu'il a avec lui; il paroît qu'il y entre comme principe conſtituant; & toutes les fois que nous en diminuerons, ou que quelques circonſtances en diminuent la quantité naturelle au corps ou à l'individu, il fait des efforts pour reprendre ce qui lui manque, ſur toutes les ſubſtances qui l'environnent. Ce fluide communique ſon mouvement & ſon action, avec une vîteſſe à laquelle n'eſt pas comparable celle du ſon, qui eſt le mouvement le plus vif que l'air puiſſe recevoir. En ſuppoſant le fluide diſtribué également dans tous les corps, dans tous les individus, l'on conçoit que toutes les cauſes qui en porteront une plus grande quantité ſur quelques-uns, doivent produire deux états différents.

C'eſt-à-dire, que celui qui en aura le plus, ſera électriſé *poſitivement*, & celui qui en aura perdu, ſera dans un état de *moins*, que l'on eſt convenu d'apeler *négatif*. Nous ne connoiſſons pas toutes les puiſſances qui déterminent ces changements; parmi elles, nous comptons les tremblements de terre & tous les météores. Après ces efforts puiſſants, viennent les changements de ſaiſons, la différente direction des vents, dans l'ordre ſuivant : le nord-eſt; le nord ſont les plus favorables; l'*eſt* enſuite. Le ſud, l'oueſt détruiſent l'électricité. La mobilité de cette matiere la tient dans une agitation continuelle; l'on obſerve que, ſans aucuns changements dans l'atmoſphere, le même vent régnant, le fluide eſt moins abondant le matin qu'à deux heures après midi, & qu'il diminue conſtamment le ſoir & la nuit. J'ai tenu pendant un an des tables météorologiques, j'ai noté, trois fois chaque jour, les degrés du thermometre, la hauteur du barometre, & je me ſuis aſſuré, par un hygrometre, de la ſécheresſe ou de l'humidité de l'air; j'ai meſuré, comme on le verra par mes Tables, la ſomme du fluide répandu dans l'atmoſphere, avec l'électrometre de Lane. Tout inſuffiſant que paroît, au premier coup-d'œil, ce moyen, il eſt néanmoins certain que l'on reconnoît ſenſiblement les variations du fluide dans les différents points du jour, dans tous les changements de ſaiſons & de vents, & que l'on peut, ſans être accuſé d'aimer le merveilleux, aſſigner pour principale cauſe de la diminution de l'inſenſible tranſpiration, la diminution ou l'augmentation ſubite du fluide dans l'atmoſphere : ces changements arrivent ſouvent avec une promptitude que la penſée ne peut pas ſuivre.

J'ai pu quelques fois, en faiſant jouer ma machine, déterminer le paſſage des nuées arrivant à moi de l'oueſt, & reconnoître que j'étois électriſé négativement; il m'a fallu, monſieur, bien du temps &

de la patience, pour m'expliquer comment cette matiere, qui ne peut jamais être dans un équilibre parfait, influe si sensiblement sur l'état des hommes ; &, malgré un travail soutenu & opiniâtre, je ne me présente pas environné de ces preuves qui ne laissent rien à desirer. L'impossibilité de saisir ce fluide, l'ignorance où nous sommes des principes qui entrent dans sa composition, le peu de connoissance que nous avons du rôle qu'il joue dans cet univers, sont des obstacles que le temps & les travaux des physiciens ne vainqueront peut-être jamais. Il s'agit de se contenter de savoir que ce fluide est répandu dans toute la nature ; que chaque individu, chaque corps le contient ; qu'il y entre comme principe constituant ; qu'il est une des principales causes de tous les grands phénomenes qui s'operent ; qu'il anime la végétation ; qu'il contribue à la force des hommes, & à l'entretien de leur santé. Si l'on n'oublie pas qu'il est répandu dans toute la masse d'air qui presse notre globe, & que la distribution de cet élément peut varier & varie réellement par différentes circonstances, dont les principales nous sont encore inconnues, l'on expliquera aisément, à l'aide de ce principe, tous les mal-aises attachés à l'état vaporeux. Ces malades sont en général foibles, ils ont le pouls effacé, ils sont décolorés, leurs digestions sont laborieuses & tardives, elles tournent à l'aigre, ils respirent difficilement, leurs jambes sont vacillantes, ils ont des étourdissements, les extrémités froides, & un sommeil pénible : tout annonce chez eux le défaut de fluide, lequel, en diminuant l'action de leurs nerfs, & la force qui doit pousser les humeurs du centre à la circonférence, donne lieu à une résorption nuisible dans tout le système vasculaire, & devient la cause de la diminution de l'insensible transpiration. Mais si le vent du nord regne pendant plusieurs jours, & que l'électricité atmosphérique soit abondante, cet excès de fluide devient un irritant violent pour ces malades ; ils ont, dans cette disposition de l'air, le pouls convulsif, les extrémités qui étoient froides deviennent chaudes & brûlantes ; la tête est serrée ; ils sont irascibles, impatients ; les idées qui étoient obscures sont assez nettes ; mais elles se présentent si tumultueusement, qu'elles fatiguent, & qu'on les lie difficilement ; le sommeil est inquiet, accompagné de rêves ; les malades qui étoient timides, prennent une sorte de courage qui tient de l'audace ; comme ce n'est pas le caractere de cette constitution, il disparoît aussi-tôt que les dispositions de l'atmoſphere changent. La foibleſſe des organes de ces malades eſt fatiguée par cet excès de fluide qui leur procure une ſorte de criſpation générale, qui diminue toutes les ſécrétions, particulierement l'inſenſible tranſpiration.

Nous recevons le fluide par tous les pores inhalants; la reſpiration contribue à cette communication; mais ce qui, ſelon moi, en apporte une grande quantité, c'eſt le mouvement indiſpenſable de la circulation. Je regarde la preſſion des ſolides ſur les fluides, comme le moyen le plus vraiſemblable dont la nature ſe ſert pour fournir à nos individus un agent ſans lequel ils ne peuvent pas exiſter. D'après ces vues, l'on ſent pourquoi la vie ſédentaire & appliquée détruit les conſtitutions les plus robuſtes, & pourquoi l'exercice continué ſuffit pour rétablir différents malades; en ſuppoſant que les hommes ſont forts ou foibles, en raiſon du fluide qu'ils contiennent, ou qui leur eſt donné par l'atmoſphere, on doit croire qu'un homme vigoureux, dont le genre muſculeux joue bien, dont les ſolides ont l'élaſticité néceſſaire, qui a une circulation pleine, égale, on doit croire, dis-je, qu'il raſſemble une plus grande quantité de fluide qu'un vaporeux foible, dont la circulation languit, pour lequel le moindre exercice devient un travail & une peine : les femmes naturellement foibles, qui sont livrées à une vie sédentaire, sont, par cette raison, plus exposées aux maladies nerveuses.

C'est à l'approche des orages & des tonnerres, lorsque le ciel est couvert de nuages, & que le fluide accumulé dans quelques points de l'atmosphere, cherche à reprendre son équilibre, que l'on éprouve rapidement deux manieres d'être très-différentes. Si le fluide surabonde, les malades ont une activité pénible, des impatiences, des emportements passagers. Dans le même instant, s'il passe au-dessus de leurs têtes des nuages électrisés négativement, ils sont affaissés, tremblants, la respiration est gênée; il leur semble que l'univers va se détruire.

Je sais que l'on rapporte une partie des mal-aises que les hommes éprouvent dans ces moments, à l'effroi qu'imprime naturellement dans les cœurs ce bruit imposant, qui est par fois le signal de la destruction de leurs demeures, & de la perte de leur récolte; mais les animaux, auxquels nous n'accorderons pas les mêmes sujets de crainte, sont tristes & souffrants; ils se rassemblent, ils quittent les pâturages, ils s'empressent de rejoindre leurs demeures avant que le bruit du tonnerre les ait avertis de l'orage & du danger. Le coq, dans une basse-cour, rassemble ses poules; tous les individus qui habitent la terre dans cette crise générale, ont l'air du mal-être & de la douleur.

L'orage fini, l'équilibre rétabli, tous les êtres reprennent une nouvelle existence: ce sont des observations que tout le monde peut faire. Je ne connois, monsieur, que le fluide électrique pour expliquer la premiere cause de cette affreuse maladie, pour laquelle la médecine n'a encore inventé que des noms. L'on comprend, à présent, pourquoi les traitements les mieux entendus ont été sans succès, & combien il est difficile de soustraire les malades à un agent qui s'exerce sans cesse sur eux; l'on n'est plus embarrassé d'assigner les raisons des changements subits qui arrivent dans cette maladie; pourquoi une mauvaise nouvelle, la vue d'un danger, une contestation déterminent des paroxismes: ces malades portent tous un caractere très-sensible; la plus petite cause leur procure une espece de convulsion générale, qui suffit pour déranger la circulation: dès que cette fonction est moins libre, nous ne recevons plus la même dose de fluide; cette privation opere tous les mal-aises, & elle diminue toutes les sécrétions, particulierement l'insensible transpiration. En suivant ces vues, l'on peut expliquer l'inconstance & la mobilité que l'on reproche à la Nation Françoise; l'on pourroit, en connoissant les différentes positions des Royaumes, & les vents qui y regnent habituellement, deviner le caractere moral des nations qui les habitent, enfin, monsieur, savoir la fertilité des terres : toutes ces choses dépendent du fluide diversement répandu dans l'atmosphere & sur la terre. Je ne pourrois pas, sans trop m'écarter de mon sujet, vous dire combien je prévois de découvertes intéressantes, en suivant ce fluide. Mais il ne faut employer que l'esprit d'observation, & savoir bien le garantir de la manie des systêmes : la nature est simple & constante dans sa marche; ce n'est qu'en l'observant long-temps & avec patience, que l'on peut la deviner.

J'ai l'honneur d'être, &c.

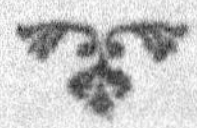

LETTRE VI.

MONSIEUR,

IL eſt bien difficile de rendre ſes idées d'une maniere ſatisfaiſante, lorſqu'on eſt forcé, pour expliquer une des premieres cauſes d'une maladie, d'employer un agent qui ne peut être rendu ſenſible qu'à l'aide des machines qui ne ſont point entre les mains de tous les lecteurs, & ſur-tout une maladie qui ſe préſente ſous toutes les formes, & qui prend preſque une phyſionomie particuliere ſur chaque individu. Comment démontrer à ceux qui ne s'occupent pas de l'électricité, qu'un fluide répandu dans l'atmoſphere, qui ne ſe manifeſte que rarement d'une maniere ſenſible, eſt le principe de toutes leurs ſenſations; & que la diſtribution de ce fluide établit les différences que nous remarquons dans le caractere phyſique & moral des peuples qui habitent cette terre, & qu'il influe ſenſiblement ſur la fertilité des ſols?

Il y a long-temps, monſieur, que j'ai dit que les fumiers ne fertiliſent les terres que ſecondairement ; ils ſont utiles pour en diviſer quelques-unes ; mais leur véritable propriété, à laquelle on n'a pas fait aſſez d'attention, c'eſt que leur ſubſtance ſaline a la faculté d'attirer les particules d'eau diſſéminées dans l'air ; & c'eſt de cette maniere qu'ils chargent de fluide électrique les terrains ſur leſquels on les répand. Auſſi nous voyons que les provinces qui fourniſſent les récoltes les plus abondantes, comme la Breſſe, la Flandre & autres, ſont très-baſſes ; ces pays ſont conſtamment environnés d'une atmoſphere humide, qui ramene ſans ceſſe ce fluide ſur la terre. Les habitants de ces provinces ont la fibre lâche, & moins d'activité que ceux des montagnes. L'on peut dire que, dans tous les endroits où la terre eſt fortement électrique, les hommes le ſont moins, & que dans les endroits élevés, ſur les montagnes, où l'air eſt chargé de fluide, les terres en reçoivent peu, & les hommes en ont davantage. Ces différences ſont ſi ſenſibles, qu'un obſervateur attentif pourroit deviner l'abondance d'un pays, par la conſtitution phyſique & morale de ceux qui le cultivent. Il reſte beaucoup à dire ſur les qualités ſavoureuſes des végétaux produits par un ſol que ſa poſition rend fertile, & par celui que nos engrais ont fertiliſé. Mais cette queſtion eſt étrangere à l'objet que je traite; je reviens à mon ſujet.

Je vous ai dit, dans ma précédente lettre, qu'il étoit vraiſemblable que la force & la foibleſſe des hommes dépendoit de la plus ou moins grande quantité du fluide qu'ils raſſembloient, & qui leur étoit communiquée par l'atmoſphere. Il y en a toujours une portion inhérente à chaque individu; mais il eſt certain qu'il s'échappe ou ſe détruit, & qu'il faut qu'il ſoit continuellement renouvellé. La nature, attentive à tout ce qui peut contribuer à notre conſervation, nous a donné pluſieurs manieres de remplacer cette perte : nous recevons, ainſi que je vous l'ai dit, le fluide par les pores, par la reſpiration; mais la circulation eſt ſûrement le plus grand moyen qu'elle emploie : la preſſion des ſolides ſur les fluides, la réaction de ces derniers, eſt une électriſation perpétuelle & indiſpenſable. Vous remarquerez une très-grande différence entre les forces de ceux qui l'animent & la ſoutiennent par un exercice modéré, ou un travail habituel, & celles des perſonnes qui ſont, par goût, ou par des circonſtances particulieres, livrées à une vie ſédentaire ou contemplative.

A préſent, conſidérons le vaporeux tel qu'il eſt, c'eſt-à-dire, un être foible par ſa premiere organiſation, ou par ſa conſtitution affoiblie par les veilles, par les plaiſirs, enfin, par des grandes paſſions ; & nous aurons la cauſe d'une circulation inégale, difficile & languiſſante ; ce qui ſuffit pour le priver de la quantité néceſſaire de fluide, & pour lui donner une exiſtence pénible. Plaçons-le enſuite dans une atmoſphere où le vent du ſud régnera : en ajoutant cette ſeconde cauſe à la premiere, nous lui procurerons des mal-aiſes & des agitations.

Ce vent part ſec & brûlant des côtes d'Afrique ; il ſe charge de beaucoup d'eau en traverſant la mer méditerranée ; il arrive juſqu'à nous avec ces deux qualités : par ſon humidité & ſa chaleur, il relâche les fibres & ralentit les excrétions, il porte ſur la terre une plus grande quantité de fluide électrique : auſſi la végétation eſt-elle fort active, pendant qu'il ſoufle ſur notre horiſon. Le vent du nord eſt ſec & froid, il fortifie les fibres, il anime la circulation, il eſt plus iſolant, il retient une plus grande ſomme de fluide, & la végétation languit pendant qu'il regne ;

mais comme le fluide que nous recevons doit être proportionné à la force de nos organes, il arrive par fois que cette disposition de l'air fatigue les vaporeux. Je vous donnerai, à l'article du traitement, la maniere de reconnoître les circonstances où l'on doit employer l'électricité négative ou positive.

Cette connoissance est indispensable pour éviter les erreurs qu'on pourroit commettre dans l'administration des secours.

Le vent d'orient est, pour bien des pays, le plus sain. Comme j'en fixe la salubrité relativement à ma province, & que pour y arriver, il traverse la Bresse, qui est basse & humide, il se charge dans ce passage de beaucoup d'exhalaisons, il nous procure les mêmes incommodités que le sud.

Le vent d'occident est alternativement chaud & froid; il nous apporte les orages, les tonnerres & les grêles, il donne des mal-aises insupportables; les vents intermédiaires participent de celui qui domine.

Vous comprenez, monsieur, l'impossibilité de sauver à un vaporeux les incommodités que lui procurent les variations de l'air & des saisons. Toutes les fois que les changements dans la direction des vents seront fréquents & rapides, les malades en seront douloureusement affectés.

Je ne vous parlerai pas plus long-temps de l'influence du fluide électrique ; ce que je vous ai dit me paroît suffisant pour vous convaincre : une plus longue discussion me forceroit à des répétions toujours ennuyeuses.

Je vous prie de voir les Tables *météorologiques* que j'ai placées à la fin de mon ouvrage ; vous reconnoîtrez que les malaises ont toujours été en raison de la plus ou moins grande quantité de fluide répandu dans l'atmosphere, & que les changements sont subordonnés à la direction des vents. Vous n'oublierez pas que les douleurs que procure le manque de fluide, sont absolument différentes, au moral & au physique, de celles qui sont déterminées par l'abondance du fluide. C'est un article que je vous expliquerai dans la suite.

Je passe à l'exposition de cette affection, dans l'ordre que j'avois adopté lors de ma premiere édition.

J'ai l'honneur d'être, &c.

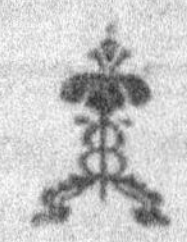

LETTRE VII.

LETTRE VII.

MONSIEUR,

J'ÉTOIS attaqué, depuis quinze ans, d'une maladie nerveuse. Je desirois guérir : je consultai les médecins dont le nom méritoit ma confiance ; je m'étois soumis à leurs avis, & j'exécutois leurs ordonnances avec cette attention que donne toujours l'espoir d'une guérison que l'on souhaite. Je n'éprouvai aucun soulagement. Ils me proposoient souvent de tranquilliser mon esprit : je répondois que le corps vicioit l'ame, & qu'une fois rétabli, mon esprit seroit paisible. Visitez vos amis, égayez-vous, m'écrivoit l'un d'eux ; sans songer qu'un vaporeux ne peut goûter les douceurs de la société, avant qu'il y soit à son aise, & d'une maniere utile à sa santé. Découragé du peu de succès des remedes & des préceptes, je me décidai à lire les Auteurs qui ont traité de cette maladie ; Willis, Sydenham, Boërhaave, Viridet, Montanus, Mead, Hunauld, Robinson, Sauvage, Lorry, Pomme, Wilt, Raulin, & d'autres traités particuliers. Les uns assignoient pour cause le racornissement des nerfs, d'autres l'irritabilité, le trouble du mouvement d'oscillation, l'irritation de l'estomac & des intestins, causée par l'inversion des mouvements péristaltiques, en raison de la correspondance mutuelle des parties, qui jeteroient le systême nerveux dans des mouvements irréguliers, & dérangeroient toute l'économie animale, enfin, l'application de l'esprit à la conservation du corps; puis, pour le sexe, une lymphe âcre, ou le sang retenu dans l'utérus.

Persuadé que tout étoit découvert, vu & prévu, je ne songeai qu'à employer les secours que les Auteurs proposoient. Je m'efforçai de prendre de la gaieté, autant qu'il est possible à un vaporeux d'en prendre; j'usai alternativement des délayants & des préparations de mars; j'allois & revenois sur mes pas, certain que je trouverois le remede. Fatigué de mes tentatives inutiles, sans avoir encore osé porter le moindre doute sur les causes assignées, je m'en tins à l'avis de Montanus:

Fuge medicos & medicamina, sanaberis.

Mon état restoit le même; je sentois que mon corps donnoit le ton à mon esprit; qu'un temps pluvieux, nébuleux, de mauvaises digestions, me rendoient le corps lourd, & l'esprit moins susceptible d'application; que cet état de mal-être s'affoibliſſoit ou diſparoiſſoit en raiſon de la pureté de l'air & de mon exactitude à ſuivre le régime; qu'une bonne digeſtion me faiſoit appercevoir les objets tels qu'ils étoient. Je compris alors qu'une cauſe matérielle agiſſoit ſur moi, & que cette cauſe, qui augmentoit ou diminuoit à raiſon du beau ou du mauvais temps, & du choix des aliments, n'étoit pas inhérente à mon individu. Tandis que je raiſonnois ſur ce qui pouvoit déterminer les maux de nerfs, un événement ſingulier m'éclaira ſur le principe de cette maladie. J'étois accablé d'hypocondriaciſme, quand, au mois d'Octobre 1774, je fus attaqué d'une fievre qui ſe préſenta dans l'invaſion, comme continue. Après les premiers ſecours, elle ſe régla en quotidienne; chaque accès étoit terminé par une légere moiteur: je n'en fus délivré, malgré tous les remedes, qu'au mois de Mars 1775. Pendant tout le cours de cette fievre, je n'eus aucun paroxiſme vaporeux: je crus être affranchi de cette affreuſe indiſpoſition, & je me réjouiſſois d'avoir gardé la fievre pendant ſix mois. Ma joie ne dura pas longtemps: quinze jours après la diſparition de ma fievre, les vapeurs revinrent comme auparavant. Me rapelant ce que j'avois éprouvé précédemment pendant le cours de ma maladie, je ne doutai plus que je duſſe l'évanouiſſement de ma maladie nerveuſe à la moiteur générale qui terminoit chaque accès, & que la vraie cauſe des maladies nerveuſes ne fût une tranſpiration viciée.

Je me diſois : Si le deſſéchement des nerfs, ſi l'irritation de l'eſtomac, des obſtructions au foie & à la rate, ſi enfin l'application de l'eſprit étoient les principes de cette maladie; pourquoi des effets auſſi conſtants me laiſſeroient-ils reprendre, pendant dix jours, quelquefois plus, ma maniere d'exiſter ordinaire, voir les objets comme les autres hommes, & que tout ce qui peut contribuer au dérangement de la tranſpiration, augmente les douleurs, la puſillanimité de l'eſprit, & détermine les mal-aiſes? Pourquoi les femmes, chez leſquelles l'utérus eſt infecté d'une lymphe âcre ou de ſang, ſont-elles expoſées aux mêmes douleurs que moi, par ce qui peut déranger cette fonction eſſentielle, & éprouvent-elles les mêmes alternatives de bien & de mal-être? En conſidérant tous les traitements indiqués, je vis que, ſi l'on étoit quelquefois parvenu à ſoulager ou à guérir, ce n'avoit été qu'en employant les moyens qui peuvent rétablir ou perfectionner l'inſenſible tranſpiration; comme l'exercice, le choix des aliments, les bains, les délayants.

Je vous ferai voir, dans la ſuite, qu'on a ſouvent trop inſiſté ſur ce dernier genre de remede : je me borne, dans cette lettre, à ce qui concerne la cauſe des vapeurs ; & je vous prouverai, dans la ſuivante, que c'eſt à cette même cauſe qu'on doit attribuer les vapeurs que l'on nomme hyſtériques.

J'ai l'honneur d'être, &c.

LETTRE VIII.

MONSIEUR,

JE crois, avec l'illuſtre Sydenham, que l'affection hyſtérique & hypocondriaque ne reconnoiſſant qu'une ſeule & même cauſe, il n'eſt pas poſſible de préſumer que des maladies, ſi reſſemblantes dans tous leurs ſymptômes, aient des ſources différentes; que l'une vienne d'une lymphe âcre, ou d'un ſang retenu dans l'utérus; l'autre d'une irritation dans les conduits alimentaires, ou d'obſtructions du foie, ou de la rate, ſur-tout quand on fait attention que toutes les circonſtances qui déterminent l'hyſtérie, augmentent l'affection hypocondriaque. Je n'ignore cependant pas que l'on a cherché à affoiblir le ſentiment du ſavant médecin anglois, & qu'on lui oppoſe celui d'Arretée, de Fernel, de Montanus, de Haller, de Mercurialis, de Hernius, & même l'opinion du divin Hippocrate; tous s'accordent, dit-on, à regarder l'étranglement ou le resserrement du gosier, la respiration fréquente & difficile, la perte de la parole, de tout sentiment & mouvement, comme signes pathognomoniques de l'hystéricité : mais l'on est forcé de convenir que les hommes peuvent être hystériques & hypocondriaques ; & dès que l'on m'accordera que ces deux maladies peuvent être quelquefois jointes ensemble, & que l'on ne paroîtra arrêté, pour les unir, que par la différence des symptômes, il me sera facile de trancher la difficulté. Les femmes doivent ces accidents particuliers à la mobilité de leurs fibres ; les contrictions peuvent être portées plus loin chez elles ; & toutes les fois que les hommes approcheront de la constitution, du tempérament irritable des femmes, ils deviendront sujets aux mêmes accidents : j'ai mille fois éprouvé, monsieur, cet étranglement ; j'étois forcé de me retirer, au milieu de la nuit, sur nos quais & sur nos remparts, pour pouvoir respirer ; je me sentois suffoqué dans ma chambre, & je craignois d'être renversé. J'ai connu plusieurs hommes foibles dans le même cas. Au reste, monsieur, comme dans les choses d'opinion chacun est libre de prendre ce qui lui plaît, en ne s'écartant pas des idées reçues & des connoissances acquises, j'aime à m'égarer sous un aussi bon guide que Sydenham. D'ailleurs, pourquoi les maladies, qui reconnoiſſent pour cauſe différents états des fluides & des ſolides, du genre de ceux auxquels on veut attribuer des paſſions hyſtériques & hypocondriaques, cedent-elles ſouvent aux remedes employés d'après l'indication priſes de l'exiſtence de ces cauſes, tandis que les mêmes moyens ſont ici ſans efficacité ? Cette remarque ne forme-t-elle pas une forte préſomption en faveur de mon opinion ? Y a-t-il une maladie qui annonce plus d'âcreté dans la lymphe, que les dartres ? une qui marque plus ſon épaiſſiſſement que les humeurs froides ? Ne rencontre-t-on pas tous les jours des malades, entachés de ces deux vices, exempts de maladies nerveuſes ? La pratique ne fournit-elle pas chaque jour aux médecins des malheureux portant des ſquirres placés au foie & à la rate, jouiſſants de toute leur gaieté, dans les moments où ils ne ſouffrent pas ? Je donne actuellement mes ſoins à une dame qui en ſupporte un monſtrueux depuis trente ans, & qui n'a rien perdu de l'égalité de ſon caractere.

On m'oppoſera, peut-être, que l'ouverture des cadavres des hommes morts de la ſuite des maladies hypocondriaques, a montré des obſtructions, des ſquirres, une lymphe viciée ; que chez les femmes l'utérus a été trouvé rempli de ſang qui avoit perdu ſes qualités. Mais je ne conſidere ces ravages, que comme une ſuite acceſſoire des ſécrétions dérangées, des fonctions de l'eſtomac léſées pendant pluſieurs années, & je ne les admets pas comme cauſe premiere.

L'on a ſouvent vu le virus dartreux & écrouelleux éteint par des ſecours bien dirigés : des obſtructions détruites par l'uſage des apéritifs : & l'on peut affirmer que tous les moyens les mieux combinés n'ont jamais ſuffi pour enlever la diſpoſition aux maladies nerveuſes ; elle a pu être affoiblie, mais jamais guérie, ſi ce n'eſt dans le cas où des excès l'auroient procurée ; encore cette diſpoſition bien décidée, ne ſe perd-elle pas completement, à moins que le malade ne veuille ſe ſoumettre à des précautions continuelles.

Si une lymphe âcre, ſi des obſtructions conſtituoient l'hyſtérie & l'hypocondriaciſme, pourquoi les médecins, qui combattent ſouvent, avec ſuccès, le virus dartreux & écrouelleux, l'altération des humeurs par le mélange de la bile, ne réuſſiſſent-ils pas dans le traitement des vaporeux? Pourquoi les mal-aiſes, les frayeurs n'accompagnent-elles pas ces deux indiſpoſitions? Pourquoi le médecin, fatigué d'avoir épuisé toutes les ressources de son art, est-il tenté d'abandonner son malade, & ce dernier, ennuyé d'avoir tout exécuté sans succès, court-il prendre l'avis d'un autre médecin? D'où vient cette inconstance qu'on reproche aux vaporeux? Du peu de succès qu'ils ont éprouvé du régime & des remedes. Peut-on exiger de ces infortunés qu'ils continuent l'usage des remedes qui les laissent en proie aux maux dont ils veulent guérir? Pourquoi leur envier le doux espoir qu'ils trouveront, dans l'habileté d'un autre médecin, un soulagement qu'ils n'ont point encore pu se procurer? J'ai été, pendant plusieurs années, la dupe des moyens conseillés; j'ai compris que l'inconstance, donnée comme signe caractéristique de cette maladie, venoit moins des malades que de l'insuffisance des secours que l'art offre pour la soulager. Guérissez ou adoucissez les maux des vaporeux, & vous les verrez aussi constants que les autres malades : mais ne rangez plus parmi les signes de l'hystérie & de l'hypocondriacisme, un effet naturel, à moins que vous ne le considériez venant du vice de l'art. Je demande grace pour cette petite justification, que je dois à mes anciens compagnons de malheur.

Je vous prouverai, dans ma premiere lettre, que les irréſolutions que l'on nous reproche, viennent de la diſpoſition du corps.

J'ai l'honneur d'être, &c.

LETTRE IX.

MONSIEUR,

LES frayeurs, les incertitudes, les irrésolutions, que l'on s'opiniâtre à regarder comme un vice du cerveau attaché à ce genre d'indiſpoſition, ne dépendent véritablement que de la maniere d'être du corps. C'eſt le corps qui dirige l'eſprit. Si une imagination dépravée conſtituoit ſeule une maladie, je devrois être toujours dans les mêmes perplexités : au contraire, ma ſituation ſuit les changements des ſaiſons, des temps : un ciel ſerein, une bonne digeſtion me rendent ma fermeté ; j'apperçois les objets comme les autres hommes.

Votre propre expérience vous a appris, monſieur, que les vaporeux paſſent des dix, douze, même quinze jours, & quelquefois plus, ſans être incommodés ; je puis donc dire : ſi j'ai le pouvoir de maîtriſer mon eſprit quinze jours dans chaque mois, qui peut m'empêcher de le captiver les quinze autres, ſi cette force, dont j'ai joui pendant ce temps-là, ne m'étoit pas enlevée par une cauſe qui eſt hors de moi? Quinze années de réflexions, la réſolution mille fois priſe, dans les inſtants de calme, de ne plus m'affecter, n'ont pu me ſouſtraire à la triſte expérience, qu'un projet, formé avec fermeté s'évanouiſſoit aux approches des malaiſes & des paroxiſmes. Je devenois, ſur la minute, auſſi tremblant & auſſi craintif; redoutant ce qui, l'inſtant auparavant, m'avoit paru une foibleſſe impardonnable : il falloit me ſoumettre, & attendre que la cauſe qui affoibliſſoit mon eſprit, eût diſparue.

Vous me connoiſſez aſſez, monſieur, pour ſavoir que la mort ne m'inſpire aucune crainte; qu'accoutumé à me contenter de peu, je ne regarde pas la fortune comme abſolument néceſſaire au bonheur des hommes; qu'ainſi il eſt peu d'événements capables de troubler ma tranquillité. Je pourrai donc me citer comme une preuve du peu d'influence que les foibleſſes de l'ame ont ſur l'état vaporeux : mais en voici une à l'évidence de laquelle perſonne ne peut ſe refuſer.

Les gens de lettres, même ceux qui ſont éclairés par la plus ſaine philoſophie, qui ont l'ame de la trempe la plus forte, & que l'excès de l'étude a rendu vaporeux, sont également exposés aux troubles, aux inquiétudes, à la pusillanimité qui accompagnent les maladies nerveuses. C'est donc le corps qui agit sur l'ame dans ces sortes de maladies, & celle-ci n'est point coupable des écarts de l'imagination. S'il étoit nécessaire d'appuyer cette opinion par d'autres démonstrations physiques, je pourrois engager ceux qui la contrediroient à considérer ce qui se passe chez les enfants & chez les vieillards. Dans les uns, le développement des facultés intellectuelles se fait dans la même progression que celui du corps; les mêmes facultés s'affoiblissent dans les autres, en même proportion que la force & la souplesse de leurs organes.

Dès que l'état de notre corps influe, d'une maniere si marquée, sur celui de notre ame, pourquoi prétendroit-on que les désordres inséparables de l'état vaporeux fussent plutôt l'effet de l'action de l'ame sur le corps, que les suites du trouble dans l'organisation de celui-ci?

Toutes ces réflexions m'ont conduit à conclure, que les causes des vaporeux ne pouvant être une irritabilité de l'estomac, ni un desséchement des nerfs, ni des obstructions, ni aucunes préoccupations de l'esprit, il faut en rechercher une autre; mais puisqu'en toutes circonstances, le dérangement de la transpiration donne lieu aux accidents vaporeux, je suis dans le cas de les attribuer exclusivement à la diminution notable de cette évacuation : mais ce n'est-là qu'une conjecture ; l'expérience doit venir l'appuyer, & c'est d'après elle que je vais parler.

Sanctorius en Italie, Keil en Angleterre, Gorter en Hollande, & Dodart en France, se sont attachés à apprécier, par l'observation & l'expérience, les effets de la transpiration, à déterminer la proportion qui, en différentes circonstances, se trouve entre cette évacuation insensible, & celles qui débarrassent les corps des matieres, dont le séjour nuiroit à l'intégrité de nos fonctions. La conformité du climat sous lequel Dodart a opéré, avec celui que j'habite, m'a décidé à prendre ce savant pour guide ; & voici le résultat de mes expériences.

J'ai vu que, dans les jours de mal-aises, les sécrétions sensibles surpassoient la transpiration de plusieurs onces ; je me trouvois mieux lorsque je l'excitois par quelques remedes, & par la sévérité du régime : l'esprit & le corps étoient libres. Les orages, le tonerre ou les temps pluvieux, venoient-ils à la déranger, tous les accidents reparoissoient, les vents, les mal-aises, & le défaut d'appétit. Les nuits inquietes ont toujours été celles où les excrétions ſenſibles ſurpaſſoient de beaucoup la tranſpiration. Pour avoir, ſur cet objet, quelque choſe de certain, il m'eſt arrivé, dans des jours de calme parfait, de la diminuer, en m'expoſant au froid, en mettant les pieds dans l'eau froide; je faiſois reparoître tous les accidents des vapeurs. Souvent, après avoir ſouffert des matinées entieres, j'employois les moyens capables de rétablir la tranſpiration; & dès qu'elle ſe faiſoit, je me trouvois mieux. Vous ſerez étonné de voir, dans le Journal que je vous communiquerai, la diminution de la tranſpiration dans les jours de mal-être; & une fois bien inſtruit de cette importante fonction, vous ne ſerez plus ſurpris des déſordres que cette humeur retenue occaſionne; elle ne peut être aſſimilée de nouveau avec nos liqueurs, ni être repriſe & évacuée completement par aucun autre organe excréteur que ceux qui lui ont été fixés par la nature. Elle contracte, par ſon ſéjour dans les vaiſſeaux, une âcreté conſidérable, picote & irrite le ſyſtême nerveux, dérange l'accord qui doit régner entre tous les nerfs, ralentit ou accélere la circulation du fluide nerveux. De cette diſſonance, effet de l'irritation cauſée par la matiere

matiere de la transpiration qui a été retenue, viennent les craintes & les foiblesses : les objets ne font plus sur nous les mêmes impressions ; ils ne se peignent point à notre esprit sous les mêmes rapports sous lesquels ils se présentent à un autre qui ne partage pas notre trouble. Si cette agitation subsiste long-temps, les sucs qui doivent parvenir aux nerfs, & réparer les pertes que le travail, les veilles, & la nécessité indispensable de la circulation occasionnent, n'y arrivent que difficilement, peu élaborés, & incapables de fournir à l'entretien de la machine. De-là vient quelquefois l'allucination continuelle, la maigreur, la foiblesse, & les dégénérescences particulieres que l'on observe, suivant le tempérament des malades, le pays qu'ils habitent, leurs occupations, la disposition de leurs humeurs, & le régime qu'ils suivent. De-là viennent le scorbut, la phthisie, les squirres, qui ne sont cependant que causes secondaires. Si une portion de l'humeur transpirable se porte sur l'estomac & sur les intestins, elle occasionnera des flatuosités, des vents, des borborygmes ; si c'est sur les reins, elle imitera la néphrétique, & causera quelquefois des vomissements & des dévoiements ; si c'est sur la poitrine, il y aura de la toux sans expectoration ; si elle est fixée entre le crâne & le péricrâne, le clou hyſtérique à l'extérieur; & ſi les parties muſculeuſes en ſont le ſiege, les rhumatiſmes; enfin, c'eſt l'hiſtoire du caméléon, qui peut prendre toutes ſortes de couleurs, ſuivant les qualités & quantités de l'humeur retenue, & ſuivant la nature des parties où s'eſt fait le dépôt.

L'utilité de la tranſpiration étant bien démontrée, les effets de la diminution rendus ſenſibles dans l'affection hypocondriaque, il ne doit reſter aucun doute ſur la vraie cauſe de cette maladie, & j'ai toujours éprouvé que les accidents augmentent ou diminuent en raiſon de la perfection de cette fonction. Au moment où j'avois l'eſprit le plus libre, l'eſtomac bien diſpoſé, & où il ſembloit ne me reſter que le ſouvenir de mon indiſpoſition, j'ai pu, en diminuant la tranſpiration, me procurer des vents, & la perte de l'appétit, les inquiétudes & tous les mal-aiſes que donnent les vapeurs; parvenu à la rétablir, j'ai recouvré le bien-être, comme par enchantement: il m'eſt arrivé une fois de la ralentir de demi-once par heure, l'agitation du corps & de l'eſprit fut affreuſe ce jour-là.

Il me ſemble, monſieur, qu'en me dépouillant de toute la prévention que chacun a naturellement pour ſes obſervations, en oubliant même les ſuccès que j'ai eus par ma méthode employée ſur différents malades; il me ſemble, dis-je, que le principe que je poſe, eſt mieux établi & plus vraiſemblable que la doctrine de l'âcreté de la lymphe, du deſſéchement des nerfs, des ſquirres, & de la préoccupation de l'eſprit. Qui pourroit me perſuader du contraire, lorſque je ſuis en état de dire à mon réveil, par la maniere d'être de mon corps & de mon eſprit, le vent qui regne & le temps qu'il fait, quoiqu'aucun objet extérieur n'ait encore frappé mes ſens, n'ait pu m'exciter des ſenſations; lorſque je ſuis inévitablement gai ou triſte, ou fort ou foible; que j'ai de l'appétit, ou l'eſtomac rempli de vents, ſuivant la pureté de l'air; qui pourra me perſuader, dis-je, que ce ſont les effets d'une imagination dépravée? Pourquoi, d'ailleurs, cette lymphe âcre retenue dans l'utérus, dont la préſence devroit cauſer des maux continuels, laiſſera-t-elle la femme vaporeuſe quinze jours dans une parfaite tranquillité, & n'agira-t-elle que lorſque quelques circonſtances diminueront la tranſpiration? Pourquoi y a-t-il des femmes qui n'ont eſſuyé qu'un ſeul paroxyſme vaporeux dans le cours d'une vie portée à ſoixante & dix ans, quoiqu'elles n'aient employé aucun remede pour adoucir cette lymphe? Enfin, ceci paroîtra contradictoire avec ce que j'ai avancé au commencement, qu'on ne peut pas détruire complétement les dispositions aux maladies nerveuses, quand elles sont une fois prises, si ce n'est par une suite de précautions : mais j'observerai que cette assertion n'est vraie que relativement aux hommes, & que les femmes, chez lesquelles la plus petite cause est capable de donner des mouvements convulsifs, peuvent n'éprouver dans toute leur vie qu'une seule attaque de vapeurs, comme l'expérience le prouve.

Ma premiere lettre, monsieur, aura pour objet de vous prouver comment la cause, dont je viens de vous montrer la réalité, produit les maladies nerveuses, qui attaquent si souvent les gens de lettres ; & j'y joindrai un extrait de l'histoire de la transpiration, que vous me pressez de vous adresser.

J'ai l'honneur d'être, &c.

LETTRE X.

MONSIEUR,

L'AUTEUR d'un traité particulier des maladies des gens de lettres, dit que le défaut de transpiration est une cause *secondaire* de ces maladies ; mais il me semble qu'il auroit parlé plus exactement, s'il eût assuré que ce défaut en étoit la cause *principale*. Voici sur quoi je le présume : je vous fais juge des conséquences que je tire des faits qui m'ont donné cette opinion.

L'étude exige une grande contention d'esprit, & le corps de celui qui s'y livre est dans un repos absolu ; mais la transpiration, pour se faire avec liberté, exige de l'exercice de la part du corps, & il faut que l'ame soit dans un état de calme qui permette au fluide nerveux de se distribuer avec uniformité sur tous les organes. Aussi est-il constant que quelques heures d'une étude suivie diminuent considérablement la transpiration. Pour être en droit d'attribuer principalement l'hypocondriacisme des gens de lettres à cette cause, il ne faut donc que réfléchir aux effets que doit nécessairement produire la rétention de l'humeur excrémentielle, qui devoit s'échapper au moyen de la transpiration, observer & suivre en quelque sorte la marche de cette humeur. L'expérience a enseigné à Hippocrate, & a répété à tous les médecins observateurs, qu'il y a entre la peau & les visceres destinés à la digestion & aux excrétions alvines, une correspondance singuliere; que le relâchement de l'une est toujours accompagné de la densité de l'autre, *& vice versâ*; qu'ainsi, la matiere de la transpiration, lorsqu'elle est retenue, se porte toujours, par préférence, sur les organes de la digestion.

Cela posé, la diminution de la transpiration, effet nécessaire d'une étude excessive, doit naturellement causer tous les accidents nerveux qui caractérisent l'hypocondriacisme des gens de lettres. En effet, la matiere transpirable retenue, en se portant sur les visceres chilopoiétiques, (voilà un grand mot, il veut dire, dont la fonction est de préparer le chyle : je vous demande grace pour ce terme, il m'épargne une périphrase) altere les sucs digestifs, gêne leur sécrétion, produit l'épaississement qui ralentit leur cours; ils contractent, par ce séjour, une âcreté nuisible : dès-lors, la digestion, qui se commence dans l'estomac, & se perfectionne dans le *duodenum*, se fait imparfaitement. Le chyle, qui en est le produit, est d'une inégale densité ; il ne présente, aux orifices des vaisseaux lactées, qu'une matiere chyleuse, grossiere, & qui n'est que difficilement absorbée ; les molécules, qui sont pompées par ces vaisseaux, circulent avec peine. La partie phlogistique, destinée à fournir la matiere de la bile, n'étant pas assez dégagée des molécules qui la recelent, ne peut point en être séparée à travers les vaisseaux lymphatiques, être portée dans les mésentériques, de-là dans la rate, puis dans le foie, au moyen de la veine-porte, pour fournir à la sécrétion de la bile. L'engorgement de tout le systême des vaisseaux sanguins & lymphatiques, & de tous les visceres chylopoiétiques, en est une suite. Cet engorgement détermine une irritation de nerfs innombrables, qui partent de tous les *plexus* qu'on trouve dans le bas-ventre : de-là les spasmes dont sont tourmentés les misérables vaporeux. Mais ce n'est pas à ces effets que se borne l'influence de l'imperfection de la digestion ; le chyle, qui est versé par le canal thorachique dans la sousclaviere, qui a trop de densité, & qui oppose beaucoup de résistance à son assimilation avec la masse humorale; le chyle, dis-je, vient troubler toutes les sécrétions, multiplier les stases, & conséquemment toutes les irritations nerveuses, enfin léser toutes les fonctions.

Le chyme, qui a fourni ce chyle imparfait, dont je viens de décrire le cours, & d'exposer les sinistres effets, séjourne dans les intestins, parce que sa rapidité le met hors d'état de les irriter au point d'en solliciter l'expulsion. La chaleur du séjour y excite une espece de fermentation qui en dégage l'air principe; & celui-ci recouvrant son élasticité, se dilate & forme les vents, qui ajoutent aux maux des vaporeux, par la distension partielle des intestins, par les spasmes, qui en sont la suite, sur-tout à raison de l'irritation du centre nerveux du diaphragme, causée par l'excessive dilatation du colon. La constipation accompagne nécessairement cet état : quelquefois cependant le séjour trop long des matieres fécales, les portant à la décomposition putride, & l'irritation déterminant un trop grand rétrécissement des orifices des vaisseaux lactées, les malheureux vaporeux sont exposés à des diarrhées, même à des flux dyssentériques. Ajoutez à tout cela, monsieur, que la situation d'un homme courbé sur un bureau, diminue la liberté de la circulation dans les vaisseaux du bas-ventre, & concourt aux effets de la mauvaise qualité du chyle; mais, comme vous le voyez, la source de tous ces maux est l'imperfection de la digestion; & celle-ci a pour cause primordiale la diminution de la transpiration. Je suis donc en droit de croire que cette diminution est une des principales causes de l'hypocondriacisme des gens de lettres.

Je conçois la vérité de l'observation de Lancizi. Ce célebre médecin dit qu'un gros appétit est un présent funeste à l'homme de lettres; car il est certain qu'une masse alimentaire considérable exige une digestion plus laborieuse, & une transpiration plus abondante. Cette excrétion, toujours viciée chez l'homme studieux, le fera marcher à plus grands pas vers les incommodités : dans celui qui, en mangeant beaucoup, transpirera peu, le corps sera bientôt surchargé de matieres crues, dont la présence ralentira tous les mouvements vitaux, gênera toutes les fonctions. S'il étoit nécessaire de justifier cette assertion par l'exposition des bons effets de la sobriété, je n'aurois qu'à rapporter l'histoire de *Cornaro*. Les excès en tous genres avoient affoibli sa santé; il avoit en vain tenté de la rétablir par les moyens que l'art lui offroit; mais convaincu, par ces différents essais, de l'inutilité de ces moyens, pénétré d'ailleurs de la néceſſité de la tranſpiration, il s'impoſa un régime très-ſévere; & proportionnant la ſomme des aliments aux forces de ſon eſtomac, & à l'exercice qu'il étoit capable de faire, il parvint à jouir d'une bonne ſanté; recula fort loin le terme de ſa vie, que ſa foibleſſe lui montroit comme très-prochain; & par un régime commencé à trente-trois ans, pouſſa ſa carriere juſqu'à quatre-vingt-dix-neuf ans, & mourut paiſiblement.

Mon projet avoit été de placer dans cette lettre l'hiſtoire de la tranſpiration; mais je remets à la ſuivante ce que je m'étois propoſé de vous écrire ſur cet objet, afin que vous ayiez le temps de réfléchir mûrement ſur les vérités que je viens de vous expoſer.

J'ai l'honneur d'être, &c.

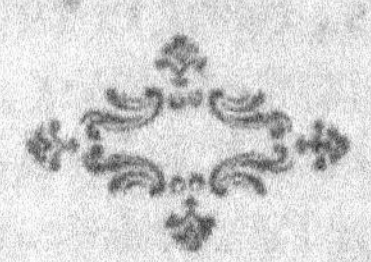

LETTRE XI.

MONSIEUR,

LES anciens médecins ne reconnoissoient point l'utilité de la transpiration. « Cette va-» peur excrétoire, dit Galien, *de Sanit. tuend.* » *lib. j. ch.* 12. *sub finem*, est poussée hors du » corps par de petits orifices, que les Grecs » appelent des pores, qui se trouvent par » tout le corps, spécialement à la peau; » elle est chassée en partie par la sueur, en » partie par une insensible transpiration qui » échappe à la vue, & dont peu de gens » savent l'existence ».

Depuis Galien jusqu'à la fin du seizieme siecle, tous les médecins en général ont eu une idée vague de cette transpiration imperceptible; ils ont tous su que le corps se débarrasse, par cette voie, d'une partie des humeurs superflues; mais la gloire d'évaluer à la balance la quantité précise de cette transpiration, étoit réservée à Sanctorius: il a démontré que cette évacuation est plus abondante que toutes les autres prises ensemble ; il a donné des regles pour la faire contribuer à la santé : M. Dodart, médecin François, commença, en 1668, à répéter les expériences de Sanctorius, & les continua, presque sans interruption, pendant trente-trois ans. Le docteur Jacques Keil fit, en Angleterre, ce que Dodart avoit fait en France. Il publia, en 1718, la table de ses propres observations. M. de Gorter, fameux médecin hollandois, courut la même carriere, & la fournit glorieusement : il donna, en 1728, un ouvrage qui laisse peu à desirer sur cet objet. Un gentilhomme irlandois ayant lu Sanctorius, & le commentaire dont le docteur Lister l'avoit accompagné, consulta les tables de Keill sur la même matiere ; & fit sur lui-même un cours de statique expérimentale. Le docteur Linings en a fait un dans la Caroline méridionale, pendant un an. Je ne connois point d'autres Auteurs qui s'en soient occupés.

Vous remarquerez, monsieur, que tous se sont accordés sur un point essentiel ; ils ont trouvé que la transpiration excédoit toujours les excrétions sensibles, quoique les expériences aient été faites dans des climats d'une température différente. Mais avant que d'aller plus loin, fixons avec précision les idées que nous présente ce mot. Les médecins entendent par tranſpiration, la ſortie inſenſible, ou preſque inſenſible, des humeurs ſuperflues du corps par les pores de la peau. Lorſque la tranſpiration eſt aſſez abondante pour être apperçue par les ſens, elle prend le nom de tranſpiration ſenſible, de moiteur ou ſueur, ſuivant la quantité. Des calculs faits avec la plus grande exactitude par Sanctorius, des expériences, bien confirmées par Dodart & Gorter, ont appris que la quantité de la matiere, pouſſée au-dehors par cette voie, étoit plus conſidérable que celle dont l'expulſion avoit lieu par toutes les autres. Ce médecin aſſure que l'on évacue par l'inſenſible tranſpiration les cinq huitiemes des aliments, tant liquides que ſolides.

Gorter dit qu'en Hollande, de quatre-vingts onces d'aliments, tant liquides que ſolides, on évacue, dans l'état de ſanté, trente-ſix onces par les urines, ſix onces par les ſelles; ce qui forme un total de quarante-deux onces, tant par les urines que par les ſelles, & quarante-neuf onces par l'inſenſible tranſpiration, qui ſont les huit quinziemes du total, & qui excedent toutes les autres excrétions de ſept onces. M. Dodart nous apprend que, de vingt-ſept onces d'aliments liquides & ſolides, on en perd quinze onces par la tranſpiration, & douze ſeulement par les excrétions ſenſibles ; ce qui fait cinq neuviemes.

Les différences que l'on apperçoit dans les proportions données par ces obſervateurs, viennent des climats qu'ils habitoient. Sanctorius obſervoit en Italie, pays chaud, où l'uſage des boiſſons abondantes eſt indiſpenſable : Dodart fit les ſiennes dans un pays tempéré, & Gorter dans le Nord, pays froid & marécageux, où la nourriture habituelle eſt compoſée d'aliments de difficile digeſtion, & le corps enveloppé continuellement de vapeurs humides : malgré cet obſtacle réel à la tranſpiration, elle ſurpaſſe de ſept onces, ſur nonante-une, les autres évacuations ſenſibles.

La quantité de cette évacuation ne vous paroîtra pas ſurprenante, ſi vous faites attention à l'organe qui la prépare. En effet, les vaiſſeaux par leſquels ſe fait la tranſpiration, partent de tous les points du corps ; &, ſuivant le calcul de Lewenhoek, on pourroit couvrir, avec un grain de ſable ordinaire, cent vingt-cinq mille embouchures ou orifices extérieures de ces vaiſſeaux. De plus, indépendamment de la tranſpiration qui ſe fait par toute l'habitude du corps, & que l'on va appeler cutanée, il en eſt encore une qui ſe fait par la ſurface interne du poumon ; celle-ci eſt ſenſible, particuliérement dans l'hiver, où les vapeurs ſont condenſées par le froid.

La matiere de la tranſpiration eſt ce qui n'a pu ſervir à la nutrition, ce que les forces digeſtives n'ont pas ſuffiſamment aſſimilé, & une partie de celles que les circulations réitérées ont rendues inutiles & âcres.

Permettez-moi, monſieur, de vous renvoyer à l'ouvrage de Gorter, où vous trouverez, ſur cet objet, les détails les plus ſatisfaiſants. Je me bornerai donc à vous faire part de ce que j'ai obſervé ſur moi-même.

Toutes les fois qu'entraîné par les circonſtances, j'ai pris plus d'aliments qu'à l'ordinaire, j'ai eu, pendant le reſte du jour, le corps lourd, j'ai éprouvé un ennui inconcevable ; il m'a été impoſſible de m'occuper à des choſes qui exigeoient de l'application ; la nuit, qui a ſuivie, a été troublée par des rêves fatigants ; mon ſommeil a été agité, interrompu, & le lendemain matin, j'étois auſſi fatigué qu'au moment où j'y étois entré : je ſuis perſuadé que vous avez fait la même épreuve en pareille circonſtance ; & que l'homme le plus robuſte, en s'exposant plusieurs jours de suite à une intempérance de cette espece, se rendroit vaporeux.

C'est même probablement à cette cause que la pluspart des gens du monde, qui sont tourmentés de vapeurs, doivent attribuer leur hypocondriacisme ; & si vous lisez Gorter, vous verrez que tout dépend ici de la diminution de la transpiration, & de ce que cette évacuation n'a pas été aussi abondante qu'elle auroit dû l'être ; parce que les vaisseaux étant surchargés d'un chyle imparfait, & toutes les excrétions s'étant faites imparfaitement, la masse humorale n'a pas été travaillée, comme elle auroit dû l'être, & la matiere de la transpiration n'a pas été disposée à l'évacuation. Ici vous devez appercevoir une des causes de la difficulté que l'on a de guérir les vaporeux, parce que tout dépend de la liberté de la transpiration, & qu'il y a un cercle vicieux qui aggrave leurs maux, puisque la diminution de la transpiration altere la digestion, & que l'imperfection de cette fonction rend la transpiration imparfaite. Je reviens à la suite de mes observations sur moi-même.

Un froid humide, une potion, un lavement purgatif, l'usage même des lavements d'eau d'eau ſimple & continué un peu de temps m'ont donné des vapeurs, & j'ai vu qu'ils avoient diminué ma tranſpiration. Frappé de cette eſpece de coincidence d'effets, j'ai voulu me convaincre de la conformité de leur cauſe; j'ai pris, à deſſein, pluſieurs fois, des lavements purgatifs, & même des lavements d'eau pure ſeulement, & j'ai toujours fait la même remarque. Sans doute cela arrivoit parce que les remedes dérangeoient la digeſtion des aliments. Comme je veux vous mettre en état de ne faire en ce genre aucun remede inutile, je m'occuperai, dans la premiere lettre, à vous faire connoître les circonſtances dans leſquelles on peut employer, avec avantage, les bains & les délayants, & celles dans leſquelles il ſeroit dangereux, ou tout au moins inutile d'en faire uſage.

J'ai l'honneur d'être, &c.

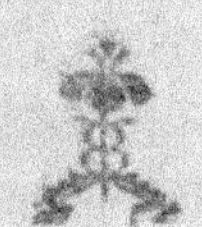

LETTRE XII.

MONSIEUR,

LA cause prédiſpoſante des maladies hypocondriaques & hyſtériques ſera une délicateſſe & une mobilité extrême du ſyſtème nerveux, qui peut tenir à la premiere conſtitution; elle peut être acquiſe, chez ceux qui y ſeront le moins apelés, par le défaut d'exercice, par la vie contemplative, par des pertes de ſang abondantes, par l'abus des plaiſirs, par la maſturbation dans les deux ſexes, par les pertes blanches, par l'uſage, porté trop loin, du café, du chocolat & des liqueurs, par la ſuppreſſion de quelques écoulements habituels, par des veilles immodérées, par les grandes paſſions, par l'uſage des aliments de difficile digeſtion, par la néceſſité d'habiter des lieux mal aérés ou trop humides; enfin, par tout ce qui, en affoibliſſant le corps, dérangera les digeſtions.

Chez les uns & chez les autres, la diminution de la tranſpiration ſera la cauſe occaſionnelle & déterminante des paroxyſmes vaporeux; mais comme elle aura des ſources différentes, elle exigera un traitement relatif à la conſtitution du malade, & aux circonſtances qui auront déterminé la maladie. Celui qui l'aura acquiſe par l'abus du vin, des liqueurs ſpiritueuſes, par des veilles, des grands exercices ou des paſſions, devra être traité différemment de celui que la foibleſſe des organes digeſtifs & des fibres organiques, & la ſenſibilité nerveuſe, auront diſpoſé à la ſuppreſſion ou à la diminution de la tranſpiration. Heureuſement que tout obſervateur attentif ne peut pas méconnoître ces différents états.

Dans le premier, le malade a la peau dure, ſeche, ſouvent brûlante; le pouls eſt roide, le ventre très-reſſerré, les urines coulent ſouvent avec peine, & ont une couleur très-foncée, quoiqu'elles ſoient le plus ſouvent abondantes & limpides; il y a une maigreur exceſſive.

Dans le ſecond, la peau eſt plus ſouvent froide que chaude, ſeche, mais molle; les chairs ſont flaſques, le pouls eſt ſerré, irrégulier; les digeſtions ſont laborieuſes & tournent à l'aigre; la bouche eſt pâteuſe; à l'inſtant du réveil, la langue eſt blanchâtre; les digeſtions ſont ſouvent glaireuſes & délayées, quoique ſouvent le ventre ſoit reſſerré; les urines ſont pâles & toujours abondantes; le moindre exercice fatigue; le malade conſerve de l'embonpoint, & a beaucoup de diſpoſition au ſommeil : tout annonce dans cet état un relâchement vicieux, une vapidité des ſucs; tout indique les fortifiants, les atténuants, tandis que dans l'autre tout prouve la ſéchereſſe, la rigidité, la tenſion, l'âcreté de la maſſe humorale, & demande des relâchants, des délayants & édulcorants.

Qu'aux malades de cette derniere eſpece on preſcrive les délayants & les bains, on agit conformément à leurs beſoins; mais ſi, comme on a coutume de le faire, on emploie pour les autres le régime relâchant, on augmente néceſſairement tous les accidents. Le petit-lait, les bouillons de poulet, l'eau de veau, les bains relâchent l'eſtomac, énervent les ſucs digeſtifs; en les étendant dans ces boiſſons, on enleve le peu de force qui reſtoit au ſyſtême des vaiſſeaux, leſquels ne preſſeront plus aſſez les liquides pour opérer leur assimilation ; on diminue de plus en plus la transpiration, sous le spécieux prétexte d'adoucir une lymphe âcre, de diminuer la sécheresse des nerfs, & d'emporter des obstructions que l'on regarde comme le principe de cette maladie. Lorsque, surpris du peu de réussite, on insiste sur ces moyens, on cause au malade plus de maux que le mal ne lui en auroit fait, s'il avoit été assez sage pour s'abandonner aux soins de la nature. Ce dernier cas est presque celui de tous les vaporeux, & principalement des personnes du sexe : le siege de leur maladie est dans l'estomac ; de mauvaises digestions, le défaut d'assimilation des sucs, l'excellente nourriture, le régime augmentent leur mauvais état, & dérangent leur transpiration. On ne cesse de leur prescrire les bouillons de poulet, le petit-lait, les bains tiedes, cette méthode trouble de plus en plus les fonctions de l'estomac, relâche les solides trop affoiblis, délaie le fluide que le défaut de réaction des solides laisse sans consistance : on augmente tous les accidents. Une vie sobre, des aliments légers, peu d'application, de l'exercice, des frictions seches suffiroient pour établir un mieux.

S'il étoit nécessaire d'établir ces remarques par l'autorité des Auteurs célebres, je dirois : écoutez ce que dit Baglivi, *fol.* 149 : « *Qui laborant animi pathemate,* » *corripi ſolent potiſſimùm morbis ventriculi,* » *ut inter cæteros obſervamus in mærenti-* » *bus, qui conqueruntur primò de languore* » *ventriculi, mox de inappetentiâ, oris ama-* » *ritie, ſiti circa horas matutinas, crudi-* » *tatibus acidis, & nidoroſis flatibus, &* » *tenſionibus hypocondriorum, quam ob rem* » *monet medicos, ut in morbis ab animi* » *pathemate proſpiciant, præ cæteris, ven-* » *triculo* ».

(1) Van Helmont, voyant combien les mauvaiſes digeſtions influent ſur l'état de l'eſprit, & combien les paſſions troublent les fonctions de l'eſtomac, avoit placé le ſiege de l'ame ſenſitive dans ce viſcere.

Si Baglivi ne paroît pas avoir apperçu combien le vice de la tranſpiration influoit ſur l'état vaporeux, on voit que ce célebre médecin n'a point méconnu la véritable ſource de cette maladie; il invite à examiner l'état de l'eſtomac de ceux qui ont des chagrins; il place dans ce viſcere la cauſe de la mélancholie; il veut que l'on s'occupe à corriger cette mauvaiſe diſpoſition.

---

(1) Voyez ce qu'il dit dans ſon *traité de l'ame*, *fol.* 564

Il eſt certain que toutes les fois que la digeſtion eſt retardée, ſoit par un vice de l'organe, ſoit par la qualité & la quantité des aliments, la tranſpiration eſt diminuée, le corps eſt ſouffrant. A l'égard des bains, M. Pomme s'appuie, dans ſon *traité des vapeurs*, *fol.* 305, de l'aphoriſme de Keill, qui dit : « *A balneo aquæ tepidæ, perſpiratio unius horæ, ad ſeſqui libram* » *aſſurgit, nec ſubſequentium horarum perſpiratio à præcedente evacuatione inhibetur* ».

Il rapporte enſuite l'aphoriſme 21 : « *Calore, motu & exercitio, unciæ duæ, vel* » *tres, interdùm quatuor perſpiratione, ſpatio unius horæ expelluntur* ».

Puis l'aphoriſme 22 : « *Quantò major eſt* » *perſpiratio, motu aut exercitio elicita,* » *tantò minor eſt per ſubſequentes horas corpore quieſcente.*

» D'où il ſuit évidemment, aſſure » M. Pomme, que rien ne ſavoriſe tant » la tranſpiration que le bain, puiſqu'il » n'en empêche pas la continuation, comme » le mouvement, la chaleur, l'exercice ».

M. Pomme n'a pas répété les expériences de Keill. M. Keill a conclu d'un ſeul bain ſur un homme bien portant. Je puis certifier qu'il n'y a jamais dans un vaporeux une ſomme de matiere tranſpirable aſſez bien préparée, pour que le malade puisse en perdre huit onces par heure, & que les heures suivantes elle ne soit pas diminuée. Je me suis baigné dans l'eau agréablement tiéde, jamais je n'y ai observé une pareille diminution. Si M. Pomme s'étoit ressouvenu qu'il prescrivoit des bains de dix ou douze heures, & quelquefois plus, il auroit compris qu'il étoit impossible qu'aucun homme, même le mieux portant, pût supporter une dépense de huit onces par heure, par la transpiration; il eût été effrayé de l'état où il auroit dû mettre ses malades; il seroit convenu que, s'il est quelquefois essentiel de mettre l'organe qui sépare la matiere transpirable dans une disposition capable d'en favoriser l'excrétion, il est toujours plus à propos de s'occuper à fortifier celui qui la prépare.

Quant à l'aphorisme, qui dit que l'exercice & la chaleur augmentent la transpiration de deux ou trois onces par heure, & qu'elle est diminuée les heures suivantes, M. Pomme me permettra de lui observer, que Keill n'a entendu parler que d'un travail forcé, d'un exercice violent qui détermine l'évacuation des matieres crues qui fatiguent & épuisent le corps; mais un exercice modéré, pris à pied ou à cheval, n'occasionne pas une semblable perte;

il ne fait dériver à la peau que les humeurs préparées, dont la coction est achevée ; & le corps ne peut qu'y gagner. Il est donc certain que l'exercice est un des remedes curatifs, qu'il ne faut pas négliger dans cette indisposition ; il est fort au-dessus du bain, qui ne peut souvent disposer à l'évacuation des matieres assimilées, qu'en épuisant la machine. L'exercice, au contraire, favorise la sortie de la transpiration, & fortifie en même temps les organes préparatoires. Voilà sans doute pourquoi les hommes & les femmes, dont la vie est laborieuse & active, ne sont point sujets à cette maladie ; pourquoi les peuples des pays chauds paroissent plus portés à la mélancholie que les autres ; pourquoi, enfin, ceux de nos provinces sont plus fatigués pendant de très-grandes chaleurs, qu'en aucun autre temps. Il semble que ce dernier fait est contraire à ce que je veux dire, & que le corps étant toujours baigné de sueur, on ne peut pas soupçonner un vice de transpiration. Mais si l'on fait attention que la chaleur relâche tous les solides, que les digestions en sont nécessairement retardées, qu'il aborde à la peau une quantité de matieres crues, & que cette sueur énerve le corps ; on comprendra que c'est l'instant de redoubler la sévérité du régime, & qu'il ne faut présenter à l'estomac qu'une somme d'aliments conforme à l'état de foiblesse où la chaleur réduit tous les organes.

Je sais que les deux états que je viens de décrire sont séparés par quelques nuances; mais, en général, les vaporeux sont plus près du second que du premier. Toutes les fois que les malades conserveront un peu d'embonpoint, qu'ils seront sujets aux aigreurs, & à quelques dévoiements muqueux & glaireux, on ne les rétablira que par l'usage des doux stomachiques, des légers fortifiants, par l'exercice & la sobriété. Si l'état approche plus du premier, l'on aura le plus grand succès d'un traitement mixte.

Telle est, monsieur, ma maniere d'envisager cette maladie, & le jugement que je porte des délayants pris avec indiscrétion. Mon expérience journaliere me confirme dans mes principes. J'espere que vous serez bientôt rétabli : le succès, que vous commencez à éprouver de ma méthode, portera la conviction dans votre esprit.

Je vous démontrerai, dans ma premiere lettre, que ceux qui jouissent d'une bonne santé, peuvent aisément contracter cette maladie : je vous rapporterai deux observations très-concluantes. Je souhaiterois bien que mes occupations me permissent d'être plus exact à répondre à la confiance que vous me témoignez.

J'ai l'honneur d'être, &c.

LETTRE XIII.

MONSIEUR,

LES personnes les mieux portantes ne sont pas fort éloignées de cette délicatesse, de cette irritabilité du genre nerveux, assignées pour principes de la maladie.

Je suis persuadé que l'homme le plus robuste & le mieux constitué, aura tous les accidents vaporeux, aussi-tôt que quelque cause, même légere, dérangera la transpiration. Si chacun se rapeloit ce qu'il a éprouvé à la suite d'un grand repas ; que la digestion a été pénible, qu'il a eu le corps lourd, l'esprit apesanti, qu'il n'avoit aucune aptitude aux occupations qui exigent quelques réflexions ; qu'il n'a pu ni penser, ni s'appliquer avec la même aisance ; qu'il a été oppressé, qu'il a eu des vents & la tête lourde ; que son sommeil a été inquiet, que son corps a été plus fatigué que réparé ; il conviendroit qu'il a eu tous les accidents du vaporeux.

Il suffit donc que la digestion, qui est le principe d'une excellente transpiration, se dérange, pour qu'à l'instant, & par cette seule cause, le sujet de la constitution la plus forte & la moins disposée aux maladies nerveuses, contracte cette mobilité, cette irritabilité du système nerveux, que l'on regarde comme la source de la maladie.

Quel effet ne doit donc pas en ressentir un homme foible, qui ne differe du fort, que parce qu'il digere habituellement mal, & que la transpiration porte un caractere particulier d'âcreté. Que cette humeur âcre agisse sur les nerfs de l'homme fort, comme elle agit sur un vaporeux, elle produira tous les accidents de foiblesse & de pusillanimité. Il ne restera de remedes curatifs pour l'un & l'autre, que ceux qui seront capables de rétablir les digestions ; je ne connois pas de meilleurs antispasmodiques. On objectera que cette suite de mauvaises digestions annonce la délicatesse & la mobilité du genre nerveux ; & que c'est cette délicatesse, cette mobilité qui sont la premiere cause de la maladie. Je répondrai que l'expérience m'a appris que cinquante onces d'aliments liquides ou solides, pris avec choix pour ma nourriture, diminuent cette irritabilité au point, qu'en continuant mon régime plusieurs jours de suite, avec sévérité, j'ai fait difparoître la mobilité du genre nerveux, & que j'ai acquis la fermeté, l'égalité du caractere dont jouit l'homme bien portant. Vous voyez, monfieur, que perfonne n'eft fort éloigné de cette irritabilité de la fibre, & qu'il ne manque à l'homme le mieux conftitué, qu'une tranfpiration diminuée par de mauvaifes digeftions, pour devenir inquiet, timide & tremblant, comme le vaporeux le plus décidé.

Deux exemples me fortifient dans cette idée. Un militaire, qui avoit fait la derniere guerre avec diftinction, qui avoit couru tous les hafards avec tranquillité, fupporté les fatigues de fon état, fans que fa fanté en parût altérée, revint après la paix dans fa famille, & il fe répandit dans les fociétés. Il confervoit fon embonpoint, & fe livroit au plaifir fans excès; il avoit même l'attention de ne pas paffer les nuits. Le repos feul, qui prit la place d'une vie active, dérangea fon eftomac; il eut quelques malaifes; il devint inquiet; il fe purgea : fa fanté ne fut pas meilleure. Au bout de deux mois, je le trouvai en proie aux craintes, aux foibleffes, redoutant tout; & cet homme, que les dangers les plus imminents n'avoient pas intimidé, étoit auffi tremblant que la femme la plus pufillanime. Je ne pouvois pas lui perfuader qu'après avoir ſuffiſamment mangé, il étoit aſſez fort pour quitter ſa chambre; il m'aſſuroit que les jambes ſe déroboient ſous lui, qu'il avoit des étourdiſſements, & qu'en ſortant il s'expoſoit à s'évanouir. Une vie ſobre, des aliments choiſis, quelques doux ſtomachiques, de l'exercice, compoſerent tout ſon traitement; & il guérit.

Un négociant, né fort & robuſte, appliqué dès l'enfance à un genre d'affaires qui exigeoit des voyages & une vie active, avoit joui juſqu'à quarante ans d'une ſanté parfaite; mais arrivé à cet âge, & content de ſa fortune, il quitta ſon commerce pour jouir tranquillement du fruit de ſon induſtrie. Son goût le porta à la culture de pluſieurs domaines conſidérables qu'il avoit acquis; & il goûta, pendant deux ans, tout le bonheur qu'il avoit eſpéré de trouver dans ſa retraite; il mangeoit, ſans choix, les aliments que l'on trouve à la campagne, & pendant aſſez long-temps il conſerva une ſanté excellente: mais peu à peu ſon eſtomac ſe remplit de vents, les ſelles furent plus fréquentes; la triſteſſe ſuccéda à la gaieté naturelle; il commença par ſe traiter lui-même; mais n'ayant obtenu aucun ſuccès, il me conſulta. Je changeai ſon traitement; la fibre me parut roide; j'eſſayai le petit-lait; les digeſtions reſterent difficiles; il eut quelques aigreurs ; j'employai les fortifiants ; je réglai la qualité & la quantité des aliments : au bout de peu de temps, mon malade ne fut plus le même ; la gaieté & la tranquillité reparurent ; son séjour, qui, le moment auparavant, lui avoit paru une demeure affreuse, fut pour lui un asyle enchanté.

Ces deux observations me paroissent capables de convaincre qu'une diminution habituelle de la transpiration peut faire contracter promptement les maladies hypocondriaques & hystériques, même aux hommes les plus robustes. Je vois tous les jours nos cultivateurs livrés, par état, à une vie laborieuse, menacés d'être attaqués de cette maladie, lorsque les mauvais temps, ou la longueur des hivers les forcent de suspendre leurs travaux ordinaires. Je leur ai cent fois oui dire, que dans ces moments d'oisiveté forcée, ils sont soucieux, tristes, ont moins d'appétit ; symptômes d'hypocondriacisme. Si le travail, qui anime & perfectionne les digestions, ne venoit à leur secours, ils seroient tourmentés des mêmes mal-aises que l'homme brillant de la ville. Leurs fibres fortes, leurs corps endurcis n'éloigneroient qu'un instant les foiblesses & la pusillanimité. Un de ces hommes, des plus vigoureux, avec lequel je causois, me dit

dit un jour, (ce ſont ſes expreſſions) je ſens mieux mon tranquille en travaillant.

L'imperfection plus ou moins grande de la tranſpiration; telle eſt la ſource des vapeurs. Vous avez vu, par les deux obſervations rapportées plus haut, qu'un militaire, élevé au milieu du tumulte des armes & des alarmes de la guerre, qui avoit été expoſé aux excès du froid & de la chaleur, qui avoit ſouffert l'inclémence des ſaiſons, contracta, en moins de quatre mois, une fibre auſſi irritable qu'une femme; & qu'un négociant eut le même ſort.

Il eſt évident que la cauſe de cette maladie, dans ces deux individus, doit être attribuée au trop grand repos qui ſuccéda à une vie très-active. Vous avez vu encore, que la cure de ces deux malades n'a été opérée que par la tempérance & par les fortifiants. On me dira peut-être : vous prenez l'effet pour la cauſe; c'eſt le ſpaſme qui ſupprime la tranſpiration; & chez l'homme que les affections de l'ame ont rendu vaporeux, il ſe manifeſte avant que l'humeur tranſpirable puiſſe être retenue, & c'eſt lui qui en gêne l'évacuation : d'ailleurs, ce que vous avancez peut n'être vrai que relativement à vous, & vous concluez du particulier au général.

A cette objection je répondrai : le vent

du midi retarde plus ou moins, dans tous les individus, l'excrétion de l'humeur transpirable. On est plus engourdi & moins appliqué dans les temps d'orage & de tonnere; & toutes les fois que j'ai reconnu, par la balance, qu'il y avoit augmentation des évacuations sensibles, mon existence étoit plus douloureuse. De plus, ayant eu la précaution de faire conserver toutes les matieres que rendoient pendant ces moments-là les malades confiés à mes soins, & comparant ensuite les produits avec la quantité d'aliments qu'ils prenoient; j'ai constamment reconnu que toutes les fois que les excrétions sensibles surpassoient la transpiration, ils étoient souffrants comme moi. Je suis donc fondé à conclure que la même cause agit sur tous avec la même énergie.

Dans les passions & dans l'effroi, le spasme paroît le premier; il est retenu, prolongé, augmenté par l'humeur transpirable, qui devient âcre lorsqu'elle est retenue. En admettant cette opinion, il est facile d'expliquer ces changements alternatifs qu'éprouvent les vaporeux, ces matinées passées dans le trouble, ces soirées tranquilles, ou au moins supportables, ces passages subits de la tristesse à la joie, qui commencent ou finissent sans que l'on ait apperçu aucune évacuation sensible qui puisse exciter ou faire cesser le spasme, sans qu'on ait remarqué aucun changement dans la masse des liqueurs, qui en aient troublé ou calmé le mouvement. Enfin, il est évident que la vraie cause de cette maladie est la matiere de la transpiration retenue; matiere qui s'échappe continuellement, & dont le retard ou la diminution porte une altération marquée dans notre maniere d'exister. Par cette cause on rend aisément raison des différents degrés d'inquiétude, de douleur, auxquels sont exposés les hystériques & les hypocondriaques. Ces degrés se calculent sur la mobilité des nerfs, sur la force & la durée de l'impression que font les passions, sur la quantité & la qualité de l'humeur retenue, sur le temps que le corps, eu égard à l'état de foiblesse, peut mettre à se délivrer de cette surcharge, & sur les circonstances qui auront concouru à en gêner l'excrétion. Si c'est la disposition d'une atmosphere humide, les mal-être seront moins pénibles, & n'ôteront pas la certitude des idées, comme la transpiration diminuée par l'excès de l'étude, par les passions, les erreurs dans le régime, & les aliments de difficile digestion. Je pourrois appuyer ces réflexions de beaucoup de citations, de passages des meilleurs Auteurs; mais l'influence de cette cause sur les maladies vaporeuses me paroît si frappante, que cet étalage d'érudition seroit inutile.

Je dirois donc aux vaporeux qui auroient quelques doutes sur la vérité de ce que j'avance; ou qui, n'étant pas médecins, ne concevroient pas que la transpiration seule entraîne habituellement plus d'humeurs que toutes les autres évacuations sensibles; ou qui, connoissant peu l'importance de cette fonction, ne croiroient pas qu'elle seule, par son altération, pût être le principe de tous leurs maux; je leur dirois donc: dans le jour où vous avez l'estomac le plus libre, le mieux disposé, l'appétit le meilleur, exposez-vous quelques minutes dans un endroit frais; ou pendant une matinée froide & humide, habillez-vous plus légérement que vous n'avez coutume de l'être; ou promenez-vous, les jambes & les pieds nuds, sur le pavé de votre chambre; enfin, faites quelque chose qui puisse diminuer la transpiration; dans l'instant, votre estomac, qui étoit bien disposé, se remplira de vents, vous essuierez des douleurs, des mal-être. Si cette cause est continuée long-temps, vous éprouverez un paroxysme marqué. Après quelques expériences de ce genre, il ne leur sera probablement plus possible de douter que, n'ayant rien fait que ce qui peut déranger la transpiration, elle seule donne & augmente les vapeurs. Au reste, monsieur, c'est à l'expérience que j'en appele; & l'on verra que, si je n'ai pas été assez éloquent pour exposer mes idées de maniere à les rendre séduisantes, j'ai au moins été heureux dans l'application des secours qui guérissent ou diminuent cette indisposition.

J'ai l'honneur d'être, &c.

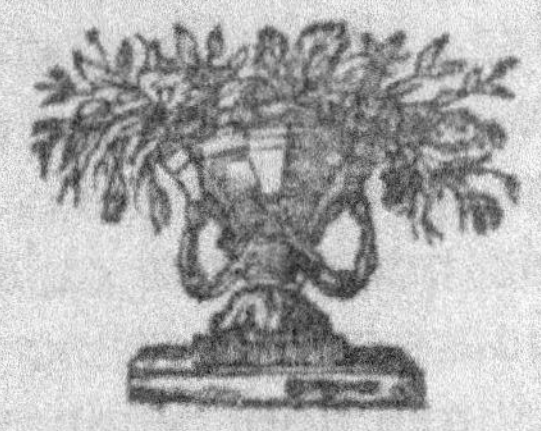

LETTRE XIV.

MONSIEUR,

LE luxe de nos tables, les veilles, la vie oisive, l'abus des plaisirs, l'oubli des exercices ont affoibli nos corps; ils ont rendu nos fibres d'une délicatesse & d'une mobilité incroyables; de-là les goûts, plutôt que les passions, qui tourmentent les habitants des villes: je dis les goûts, parce que les passions, de quel genre qu'elles soient, supposent toujours une certaine force dans les organes, dont l'homme atteint d'hypocondrie est incapable.

Il reçoit toutes les impressions : il sera, dans le même jour, irascible, emporté, doux, voluptueux, affectueux, apathique; il s'exposera à tous les dangers, ou il sera pusillanime, suivant la bonne ou mauvaise digestion, suivant la direction des vents.

Si les personnes vaporeuses, de l'un & de l'autre sexe, ne jouissoient pas de l'avantage de voir détruire aussi rapidement les objets de leur crainte ou de leur desir, ils succomberoient promptement; leurs corps ne pourroient pas soutenir l'état vraiment convulsif que leur causent, par fois, les différentes positions dans lesquelles elles sont placées. Vous conviendrez, monsieur, que l'on doit chercher les causes premieres de cette maladie dans nos dépravations modernes : nous voulons être logés dans des appartements superbement décorés & chauds; on n'y reçoit que la somme d'air nécessaire pour ne pas y étouffer; l'appétit, qui est toujours nul, ne peut être excité que par des coulis : il faut du café, des liqueurs pour ranimer nos machines languissantes; on ne se promene que dans des voitures bien suspendues; on a joint à tous ces désordres la manie de vouloir être savant ou agréable : on a entouré la jeunesse d'instituteurs de tous les genres, sans faire attention que le corps perd en force, tout ce que l'esprit gagne en connoissance; & tous ces petits prodiges de douze ou treize ans, ne sont à vingt ans que des hommes fort ordinaires.

Je ne vois rien d'aussi ridicule & d'aussi propre à détruire les constitutions, que la maniere dont on éleve les demoiselles; il semble que tout consiste à cultiver leur esprit, à ajouter, par l'art de la toilette, aux graces dont la nature les a pourvues : on néglige de fortifier leur tempérament par l'exercice; on les condamne à une vie sédentaire, à des occupations qui n'exercent que leurs doigts. Une mere tendre, passant sa vie sur un sofa ou dans son lit, dévorée de vapeurs, vivant au milieu des douleurs & des craintes, tyrannisée par des goûts bizâres, ne veut pas se ressouvenir qu'elle ne doit les maux qui empoisonnent ses tristes jours qu'à une éducation vicieuse, & qu'elle prépare les mêmes maux à cette fille chérie: elle croit avoir beaucoup fait pour elle, lorsqu'elle l'a oubliée dix ou douze ans dans un couvent, où elle doit avoir tout appris, excepté les devoirs d'une femme. Je suis persuadé que la clôture, le défaut d'un air renouvellé, le peu d'exercice qu'on leur permet, & l'espece de crainte dans laquelle on les retient sans cesse, nuisent infiniment. Vient ensuire la mauvaise nourriture : l'indifférence des parents sur cet objet, est inconcevable. Le défaut de substances réparatives, dans un moment où le corps prend son accroissement, détruit, pour la vie, la santé des jeunes demoiselles.

Je voudrois, par une méthode simple, toute opposée à celle que l'on suit, les affranchir des dispositions aux vapeurs, sans les avoir fatiguées, sans leur avoir interdit des exercices honnêtes, & ſans avoir négligé les moyens de rehauſſer leurs agréments; & je promettrois qu'à dix-huit ans elles ſeroient auſſi fortes, auſſi robuſtes, qu'elles ont coutume d'être foibles & délicates. Tels ſont, monſieur, les premiers vices qui nous conduiſent à une affection dont l'art ne ſuffira jamais pour nous guérir.

Ma premiere lettre aura pour objet de vous démontrer combien nos conſtitutions affoiblies nous rendent ſenſibles aux changements de l'atmoſphere.

J'ai l'honneur d'être, &c.

LETTRE XV.

MONSIEUR,

L'HOMME le moins obſervateur a toujours remarqué l'influence qu'avoient ſur lui les changements des ſaiſons, les variations alternatives qui arrivent dans l'atmoſphere; il a ſenti que ſon eſprit étoit plus libre, toutes ſes facultés plus actives, par un temps modérément froid, & par un vent du nord; il a éprouvé que les mêmes facultés s'exerçoient plus péniblement dans un air chaud & humide, lorſque le vent du ſud ſoufle ſur notre horiſon. Après une obſervation auſſi facile, vous conviendrez qu'il eſt aiſé de déterminer l'empire que ces cauſes phyſiques doivent avoir ſur nous. Celui qui a ſuivi avec attention cette influence, peut aſſurer que, pendant le regne de tel vent, tous les individus prennent une diſpoſition générale; mais chacun y devenant plus ou moins ſoumis, ſuivant ſa conſtitution particuliere, on peut dire, ſi on connoît bien les perſonnes, qu'à telle époque leur cœur ſera plus ou moins ouvert à la pitié ou à la tendreſſe : ceux qui demandent des graces doivent ſavoir qu'il y a des jours qu'on les obtient plus facilement; & toute minutieuſe que pourra paroître cette cauſe, elle a ſouvent fait le deſtin des empires, le bonheur ou le malheur des nations. Il eſt facile, ſans faire jouer un rôle ridicule à des paſſions que nous tenons de notre organiſation, d'expliquer cette mobilité de caractere, cette facilité à changer de goût, cette aptitude à recevoir toutes les impreſſions, que l'on remarque dans les perſonnes vaporeuſes. Je n'entends point vous dire, monſieur, que les cauſes morales ſoient abſolument nulles; je crois bien que les deſirs effrénés des honneurs, de la fortune, qui tourmentent quelques hommes, & qui leur font ſacrifier leur repos & expoſer leur vie, ont pu quelquefois avoir contribué à cette maladie : mais je crois le cas très-rare, & je penſe que les goûts ne ſe fixeront jamais au point de faire le malheur de la vie, dans l'ame des êtres qui portent une organiſation foible. Je ſuis perſuadé que nous tenons nos inclinations de la nature; le climat que nous habitons, les aliments qui nous réparent, l'air que nous reſpirons, nos occupations, toutes ces cauſes réunies, ou séparées, nous impriment une maniere de sentir & de penser particuliere. Les habitudes morales peuvent nous apprendre à nous masquer quelques instants; mais elles n'effaceront jamais les sentiments que la nature a gravés au fond de nos cœurs.

Hippocrate, auquel personne ne disputera le vrai génie, ni une maniere de juger bien saine, a dit, monsieur, il y a long-temps, que l'on ne pouvoit changer les inclinations vicieuses, que par un régime approprié, & par des exercices qui modifieroient différemment le physique. Que chacun se rappele de ce qu'il étoit à douze ans, il verra que, malgré l'étude & les réflexions que les différents événements qui arrivent en société nous font faire, nous restons, à peu de chose près, les mêmes.

Je n'ai insisté sur cette puissance du physique sur le moral, que pour exercer la foible humanité près des hommes trop séveres, & pour assurer que, dans la maladie dont j'ai tracé l'histoire, les passions ne sont que causes secondaires. Il m'eût été facile d'étendre cet article, & de l'appuyer d'observations & d'exemples; mais je crains déja que beaucoup de personnes n'y voient plus de choses que je n'y en ai voulu mettre, & que l'on n'interprete mal un exposé qui étoit indispensable dans la question que je traite.

Un Auteur très-estimable a donné un traité de l'influence des affections de l'ame sur les maladies nerveuses des femmes ; comme il est permis à chacun d'avoir son opinion, je vous ferai part de la mienne dans ma lettre suivante.

J'ai l'honneur d'être, &c.

LETTRE XVI.

MONSIEUR,

JE ne dirai point aux dames : vos passions vous donnent des vapeurs ; il me paroît que ce n'est ni vrai ni galant. Mais je leur dirai : la nature vous a placées à côté d'un être fier, dur, impérieux, absolu dans ses desirs ; elle a donné à cet être la supériorité de la force, parce qu'elle l'avoit destiné à vous protéger, à vous défendre, à vous nourrir de son travail ; cette sage mere, pour rétablir l'égalité, vous fit présent de l'élégance des formes ; elle adoucit la dureté des contours par un tissu cellulaire abondant ; vous eûtes une voix douce & touchante, & toutes les graces que nous admirons dans votre sexe. Cette disposition originelle n'admettoit pas des fibres fortes, ni des muscles bien prononcés ; le tissu de la peau devoit être lâche ; les extrémités des nerfs très-épanouies, & exposées à l'action des objets les plus foibles. De-là cet esprit naturel, cette imagination brillante, cette facilité à saisir les goûts de ceux avec lesquels vous vivez, à prendre, on peut le dire, le caractere des circonstances.

Si l'homme n'eût été rapproché que par le besoin, que seriez-vous devenues, avec toutes les incommodités inséparables des fonctions précieuses auxquelles votre sexe est destiné ? Cette société eût été un esclavage affreux ; il falloit attacher le maître orgueilleux par les agréments du corps & les charmes de votre esprit. Il me semble que cette organisation vous dispose naturellement aux maladies nerveuses. Vous augmentez la mobilité de vos nerfs par une vie trop oisive ; mais je dois le dire, vous ne vous livrez à ces frivolités reprochées si durement, que pour plaire à des hommes que trop de jouissances prématurées ont rendus presque nuls, & dont les sens émoussés ne peuvent plus être excités que par l'imagination. Je vous ai observé dans des pays libres, où l'honneur & la vertu sont tenus pour quelque chose ; au milieu de vrais hommes, je vous ai vu, épouses fidelles & meres tendres, remplissant tous vos devoirs, & jouissant dans cet exercice du vrai bonheur : j'assure que les torts qu'on vous reproche appartiennent aux mœurs dépravées des hommes. Je ne peux point être de l'avis de cet estimable Auteur, malgré les éloges qu'on donne à la vie paisible & heureuse que menent les femmes de la campagne ; je regarde les longues marches & les travaux qu'elles partagent avec leurs maris, comme au-dessus des forces, des organes d'un sexe aussi foible. La circulation vive & précipitée que procure nécessairement une vie si active, ne peut fortifier leurs fibres qu'en les réunissant, qu'en oblitérant une partie des vaisseaux ; aussi nous voyons que le tissu cellulaire s'efface, & qu'elles perdent, à dix-huit ans, les graces & la fraîcheur : je ne vois pas que leur imagination soit simplement distraite par ces occupations ; mais je la regarde comme détruite. La sensibilité, le goût, la vivacité, l'imagination, dépendent (ainsi que dit l'Auteur qui a le mieux connu l'influence des climats) d'un nombre infini de petites sensations, *ideæ nascuntur à sensibus*. Le tissu de la peau des femmes de la campagne est dense, l'épiderme est desséché, les pores resserrés, les houpes nerveuses comprimées & recouvertes d'une pellicule coriace, presque paralysée. Leur sensibilité est si émoussée, qu'elles ne peuvent recevoir & transmettre que les impressions les plus fortes. Ces êtres, déformés par la peine, ne peuvent avoir

aucunes

aucunes idées abſtraites & métaphyſiques ; leur mémoire ne peut être remplie que d'idées ſuggérées. Elles ont perdu la faculté de réfléchir. Il eſt ſi vrai que la force des fibres détruit certaines facultés ſpirituelles, que l'on ne trouvera jamais dans les claſſes des hommes vigoureux, des métaphyſiciens ſubtils, des orateurs brillants, des poëtes agréables, enfin, cet eſprit ſi fort à la mode parmi nous.

Il eſt poſſible de diminuer cette maladie ſans vous propoſer des exemples à ſuivre, qui, en détruiſant vos agréments & votre eſprit, vous priveroient des avantages dont vous devez jouir en ſociété, & faire jouir les hommes raiſonnables. Je vous donnerai, dans ma premiere lettre, le plan du traitement que j'ai ſuivi, & auquel je ſoumets les malades qui me donnent leur confiance.

J'ai l'honneur d'être, &c.

LETTRE XVII.

MONSIEUR,

LE traitement eſt relatif à la conſtitution particuliere du ſujet, à ſon âge, à ſon ſexe, à ſes occupations, au pays qu'il habite, aux cauſes qui ont produit la maladie, enfin, au temps qu'elle a parcouru. Avec la meilleure volonté, il ne m'eſt poſſible de dire que des choſes générales ſur cet objet, qui demanderoit toujours un choix, qui ne peut être bien fait, que par un Médecin inſtruit. Il m'a ſuffi de bien établir la cauſe des maladies vaporeuſes, de détruire, ou tout au moins, de combattre les idées reçues.

La diminution du fluide électrique, ſoit qu'elle ſoit procurée par les changements qui peuvent arriver à chaque minute dans l'atmoſphere, ou que le ſpaſme la détermine, entraînera le vice de la tranſpiration. Ces deux circonſtances réunies ſeront évidemment la premiere cauſe. Dès-lors, chacun partant de ce point fixe, pourra chercher à rétablir & à perfectionner cette fonction, par les moyens les plus applicables à la constitution de ses malades. Je ne dirai rien des secours que l'on administre dans les paroxysmes; je me sers des antispasmodiques connus. La pratique m'a appris qu'en variant les applications, l'on soulage plus promptement, sur-tout lorsqu'on a égard aux parties où se porte l'humeur transpirable. Mais, monsieur, l'art consiste à bien reconnoître si la maladie est due à une irritabilité du système nerveux, ou s'il y a foiblesse & irritabilité, ou simplement foiblesse : il est encore essentiel de s'assurer si l'agacement des nerfs n'est pas excité par la présence d'une humeur gouteuse, dartreuse, laiteuse, ou par la rétention ou diminution des menstrues.

Ce point, vraiment embarrassant dans la pratique, mérite d'être éclairci. Je vais vous dire la regle dont je me sers, dans une circonstance aussi difficile, pour juger la position des malades confiés à mes soins. Lorsqu'il n'y a qu'irritabilité, les malades ont été doux, timides, & très-sensibles dans leur enfance; les mal-aises sont constants, ils ne font que varier du plus au moins; les malades ont, dans les beaux temps, une existence supportable; ils peuvent s'occuper des objets qui exigent des réflexions; mais ils ne retrouvent, dans aucun temps, un bien-être parfait : ils ont habituellement les extrémités froides, les urines ſont abondantes ; ils éprouvent, immédiatement après les repas, des gonflements & des étouffements ; le ventre eſt très-pareſſeux : les malades ont eu dans l'enfance le même caractere moral ; ils ſouffrent tous les accidents que je viens de décrire. Je n'apperçois le point qui ſépare ces deux états, que dans ce ſecond : les étouffements & les gonflements ne ſe font ſentir que ſur la fin des digeſtions : le ventre eſt libre, il y a ſouvent des diarrhées, & un peu plus de décoloration. Si les vapeurs reconnoiſſent pour cauſe la répercuſſion de quelques hétérogenes, dans la maſſe humorale, les malades auront joui, juſqu'au moment de l'accident, d'une bonne ſanté ; ils n'auront point eu, dans l'enfance, le caractere moral des deux premiers états ; les paroxyſmes ſeront plus longs : chez le ſexe, ils ſe manifeſteront au moment des regles, & tous les malades retrouveront, pendant pluſieurs jours, quelquefois des mois entiers, leur maniere d'être ordinaire.

Vous voyez combien les diſtinctions ſont importantes, & combien elles doivent influer ſur le choix des remedes que l'on doit preſcrire dans le traitement de cette maladie.

Lorſque je donne des conſeils à quelqu'un qui eſt dans le cas d'une ſimple irritabilité, je commence par régler ſon régime; je lui fais faire un choix d'aliments (je vous renvoie, pour ces détails, à ma lettre ſur cet article); je lui preſcris des bouillons compoſés avec le poulet, les feuilles de chicorée amere, la bourrache, & un peu de fumeterre; on en continue l'uſage pendant quinze jours, ſoir & matin; je place enſuite des poudres compoſées avec les réſines de kina, de caſcarille, & le ſucre; dès que l'eſtomac eſt bien diſpoſé, & que les digeſtions ſont rectifiées, j'ordonne le lait d'âneſſe & le bain électrique. Quand il y a foibleſſe, je fais ajouter aux bouillons la racine de patience ou *lapathum*, & l'on fait uſage des pilules préparées avec l'extrait de caſcarille, de génépy, le caſtoréum, le ſuccin préparé, la réſine de kina, & le bain électrique. Je conſeille chaque jour, après le ſouper, un thé léger de génépy. Je ſoutiens le bon effet de ces remedes, par un exercice proportionné aux forces du malade, à ſes goûts & à ſon ſexe. Comme je n'ai point entrepris de donner l'hiſtoire ni le traitement des maladies vaporeuſes avec matiere, je dirai ſeulement, pour la ſatisfaction de mes lecteurs, que ce cas eſt le plus rare : je dirige les remedes ſuivant l'espece d'humeur; j'emploie les bouillons avec le lapathum, qui ont une vertu stomachique bien marquée; ils donnent de l'activité à la bile, ils corrigent la disposition aux aigres, & ils facilitent singuliérement les digestions. Je fais appliquer des exutoires ou un cautere, & quelquefois j'emploie le lait avec avantage. Si les regles sont retenues ou coulent mal, le bain électrique termine toujours la cause. Voilà toute ma matiere médicale. Je regarde comme indigne d'un médecin honnête, ami de l'humanité, de faire des secrets, & d'imiter les avides & intéressés charlatans, qui font payer, au poids de l'or, des remedes bizâres, inutiles, souvent dangereux, ou des formules qui ne s'accréditent & ne paroissent merveilleuses, que parce qu'elles sont enveloppées du voile du mystere. Il n'est pas nécessaire que je marque les doses de chaque drogue; elles seront indiquées par les médecins qu'on consultera. S'il arrivoit que l'appétit fût en défaut, la bouche mauvaise, la langue chargée, & qu'il y eût enfin des signes certains de la présence de quelques mauvais sucs dans l'estomac ou dans les secondes voies, l'on peut placer un purgatif minoratif; mais il faut être réservé sur ce secours. Si l'on apperçoit un gonflement dans les hypocondres, une forte gêne dans le bas-ventre, l'on peut prendre, de loin en loin, des clysteres simples, avec une décoction de mauve, dans laquelle on délayera deux cuillerées de miel crud; l'on aura la plus grande attention de ne jamais abuser de ces deux moyens, qui tendent à diminuer la transpiration, & qui ne deviennent utiles que dans le cas d'un amas de quelques mauvais sucs, qui gênent les digestions.

J'emploie, par fois, les bains partiels; ils contribuent à procurer un peu de calme, dans l'instant des violentes crispations. J'ordonne quelquefois les bains entiers, lorsqu'il s'agit d'éréthisme; mais je ne les permets que de quatre en quatre jours; je ne les conseille jamais lorsqu'il y a foiblesse & irritabilité. Je ne les ai vu réussir, pris journellement, que dans les affections nerveuses avec matiere. Les bains froids ne sont applicables que dans l'atonie & la foiblesse du systême nerveux.

Je ne me suis point attaché à donner le traitement méthodique; deux raisons m'en ont empêché : la premiere, c'est que j'ai voulu éviter l'abus où l'on tombe depuis quelques temps, de répandre des traités dans lesquels on s'efforce d'applanir les difficultés, & de faire croire au public qu'il peut, à l'aide de ce secours, entreprendre toute ſorte de traitements, & ſaiſir toutes les indications; tandis qu'il en eſt qui embarraſſent très-ſouvent le médecin conſommé, qui joint les connoiſſances d'une pratique étendue à une théorie lumineuſe. La ſeconde, que j'ai été trop ſouvent témoin des malheurs qu'occaſionnent les ouvrages éphémeres tant vantés, pour ne me pas ſauver les regrets que doivent donner ces productions à leurs Auteurs.

Je ſuis dans le préjugé que l'on ne doit jamais ſe paſſer des conſeils d'un médecin inſtruit. Ma premiere lettre aura pour objet quelques obſervations ſur l'uſage du fluide électrique, & la maniere de reconnoître les inſtants où il faut employer l'électricité négative ou poſitive.

J'ai l'honneur d'être, &c.

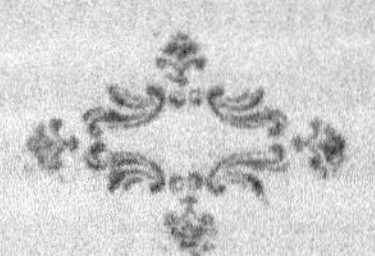

LETTRE XVIII.

MONSIEUR,

LE fluide électrique est le principe de toutes nos sensations. Il est vraisemblable que ce qu'on a apelé long-temps *fluide nerveux*, *esprits animaux*, n'est que ce fluide. Sa quantité doit être proportionnée aux forces de chaque individu ; son excès, comme sa privation, suffisent pour exciter les mal-aises : il s'agit de reconnoître, d'une maniere sûre, les instants où l'on doit employer l'électricité négative ou positive. Dans les provinces où la direction des vents change rapidement, la même personne peut être dans le cas de l'application de l'une & de l'autre le même jour.

Toutes les fois que les extrémités seront froides, que les urines couleront abondamment, que l'appétit sera languissant, les digestions lentes & tournant à l'aigre, &

que l'on aura un sommeil inquiet, l'on peut être certain que l'on doit recourir à l'électricité positive; cette disposition du physique donne une sorte d'apathie : l'on voudroit être seul, l'on fait avec peine les choses qui ont coutume de plaire davantage. Mais si le malade a les extrémités chaudes & brûlantes, la peau seche, les urines peu abondantes, un sommeil agité, il éprouvera en même temps une activité pénible, il osera tout entreprendre, ses idées seront si tumultueuses, qu'il en sera fatigué; alors il convient de recourir à l'électricité négative. Je puis assurer l'avoir mise en usage dans différentes circonstances, sur moi & sur d'autres malades, toujours avec un succès marqué. L'on n'a rien à craindre de ce secours, il ne pourroit fatiguer que ceux qui auroient la poitrine extrêmement délicate.

Une dame âgée de vingt-neuf ans, souffroit, depuis huit ans, des mal-aises habituels; elle se plaignoit d'une douleur dans l'hypocondre gauche, qui, plusieurs fois dans la journée, se faisoit sentir assez vivement pour mettre tout le corps en convulsion; son embonpoint avoit disparu, son sommeil étoit pénible, toutes les digestions étoient fausses; elle n'avoit point d'appétit, ſes regles manquoient ſouvent, & lorſqu'elles ſurvenoient, elles étoient accompagnées de tiraillements, de douleurs de reins & de ventre preſque inſupportables. Cette dame avoit comme renoncé à la ſociété. Ce fut dans cet état alarmant qu'elle me demanda des conſeils: j'avoue, de bonne foi, que la maigreur me parut ſi exceſſive, l'affoibliſſement ſi grand, que je ne crus pas être aſſez heureux pour la rétablir. Je lui demandai quels ſecours l'on avoit employés pour combattre ſa maladie; elle me répondit qu'on lui avoit fait faire le régime délayant, & qu'elle avoit bu, pendant ſept ans, des eaux de poulet & de veau, avec une conſtance opiniâtre; l'irritabilité du ſyſtême nerveux étoit ſi forte, que le moindre mouvement, le plus petit bruit ſuffiſoit pour la faire ſouffrir. Je la mis à l'uſage des bouillons amers, je changeai abſolument ſon régime, & chaque jour elle prenoit un bain électrique pendant une heure & demie : elle arrivoit chez moi avec des douleurs, des malaiſes; à peine avoit-on donné dix tours de roue, que tous ces maux diſparoiſſoient; elle m'aſſuroit être auſſi bien que ſi elle n'avoit jamais été malade : il eſt vrai que les premiers jours, le mieux ne ſe ſoutenoit que pendant le temps de l'électrifation. Après fix femaines de traitement, il commença à fe faire quelques réparations ; les digeftions étoient meilleures, les nuits paifibles, les felles naturelles ; & depuis cette époque, les regles furent faciles & très-régulieres. Dès que l'eftomac ne fut plus fouffrant, je la mis à l'ufage du lait, qu'elle a continué pendant trois ans fans interruption : fes forces & fon embonpoint reparurent, & à part quelques petits malaifes, qui pouvoient tenir à des caufes morales, qu'il étoit impoffible de faire difparoître, elle a été parfaitement rétablie.

J'étois très-attentif pendant les premieres féances. J'avois lu l'excellent ouvrage du favant abbé Bertholon, & il m'avoit écrit que, dans certaines conftitutions irritables, il falloit faire recevoir l'électricité fans ifoler le malade : mais cette dame n'en étoit point incommodée ; à chaque expérience il y avoit ceffation complette de toutes fes douleurs. Je pourrois ajouter plufieurs obfervations ; mais je n'en ai point à fournir de plus concluantes.

Je vous demande la permiffion de vous faire part de quelques réflexions fur la matiere nutritive : je crois qu'elles vous convaincront de la néceſſité de faire ſuivre le régime animal aux vaporeux, & à tous ceux qui menent une vie ſédentaire.

J'ai l'honneur d'être, &c.

LETTRE XIX.

MONSIEUR,

JE regarde le choix, la qualité & la quantité des aliments, comme faiſant la partie curative la plus eſſentielle dans les affections vaporeuſes. La diverſité des opinions ſur cet objet eſt incroyable. Pluſieurs médecins ont aſſuré que le régime végétal eſt celui qui convient le mieux. Des philoſophes ont oſé dire que nous n'étions parvenus à nous nourrir de viande, que par une ſuite de dépravations : toutes ces autorités ont fait une eſpece de loi parmi le public peu inſtruit ; & lorſque l'on veut s'écarter des préjugés que le temps & l'uſage ont établis, on vous regarde ſouvent comme un ſyſtématique dangereux, ou tout au moins ridicule.

Cette diſcuſſion, ſuivie dans tous ſes points, m'écarteroit de mon ſujet ; je ne dirai que les choſes ſuffiſantes pour être entendu de la claſſe des lecteurs à laquelle je deſtine mon ouvrage. Ceux qui voudront être mieux inſtruits, trouveront, dans les livres des médecins, tous les ſecours néceſſaires pour connoître, dans le plus grand détail, ce point intéreſſant de l'art de guérir. La premiere queſtion qui ſe préſente, eſt de ſavoir qu'eſt-ce que l'aliment; qu'eſt-ce que la matiere nutritive; comment nous eſt-elle tranſmiſe; où eſt le réſervoir de cette importante ſubſtance qui anime toute la nature? Je vais la prendre dans ſon principe, & je la ſuivrai dans toutes les routes qu'elle parcourt pour arriver juſqu'à nous. La matiere nutritive la plus ſimple exiſte dans la terre, les végétaux ont la faculté de ſe l'approprier; elle eſt préparée dans leurs vaiſſeaux; elle y eſt diſpoſée à être modifiée par les trois degrés de la fermentation, qui ſont la ſpiritueuſe, l'acide & la putride. Cette diſpoſition eſt eſſentielle à toute matiere nutritive: elle reçoit donc dans les plantes la premiere élaboration. Mais les végétaux ſervant de nourriture aux animaux, la matiere nutritive que ceux-ci reçoivent, n'y eſt portée que dans un état ſuſceptible d'un nouveau degré d'atténuation, qui la rapproche de celui d'animaliſation, ſans lui faire perdre entiérement les propriétés qu'elle avoit acquises dans les végétaux; avec cette différence que cette seconde élaboration la rapproche davantage du dernier degré d'atténuation dont elle est susceptible.

Vous remarquerez cependant que cette matiere, quoique la même dans le principe, reçoit dans le végétal une plus ou moins grande altération : ce changement est subordonné à l'espece du végétal; il est déterminé par le plus ou moins de vigueur de la plante, par la qualité du sol, par son exposition, par la sécheresse, par son humidité, par un froid ou une chaleur trop long-temps continués; effets des printemps ou des étés secs, pluvieux, ou froids. Toutes ces circonstances, réunies ou séparées dans le premier travail de la nature, influent sur le goût, sur la qualité, & sur la facilité que nous avons à conserver en bon état nos fruits, nos vins, nos bleds. J'ai dit par son espece, parce que l'on sait qu'il y a certaines plantes qui produisent des fruits ou des semences, dans lesquels la matiere nutritive est plus ou moins développée. Cette premiere opération, manquée ou imparfaite dans les plantes ou dans leur production, par la vicissitude des saisons, se manifeste sensiblement sur les animaux. Moins cette premiere élaboration de la matiere nutritive a été parfaite, plus elle laisse de travail & d'efforts aux animaux pour se l'assimiler, & la convertir en leur substance; leurs chairs ne sont point aussi tendres ni d'un aussi bon goût; elle les dispose souvent à des maladies, dont l'on reconnoît difficilement les causes. Souvenez-vous, monsieur, que quelque analogie qu'il y ait entre les substances nutritives & celles qui doivent nous nourrir, nous réparer, il faut que les premieres aient été auparavant soumises au jeu de nos vaisseaux, & qu'elles soient converties en une matiere chyleuse, dont sont composées toutes nos humeurs : celles-ci, par les différentes circulations qu'elles éprouvent, parviennent à des degrés d'atténuation, générateurs d'une lymphe mucilagineuse, extrêmement subtile, qui pénetre dans toutes les séries des vaisseaux les plus déliés, & s'introduit entre les molécules composantes des fibres, en répare ou en alonge le tissu, & compense les pertes que nous faisons chaque jour. Vous avez vu qu'un sol plus ou moins bon, une saison trop humide ou trop seche, telle ou telle espece de plantes formoit des différences dans la premiere élaboration. N'oubliez pas qu'une plante crue dans un bon terrain, qui sera forte, vigoureuse, assimilera & préparera mieux l'aliment, & que ses productions fourniront à l'animal une ſubſtance plus ſaine & plus ſucculente.

Je m'explique : une plante qui n'aura acquis ſa vigueur que par les engrais répandus abondamment ſur le ſol où elle ſera placée, ſera bien chargée de matiere nutritive ; mais les forces des fibres de cette plante, ou de cet arbriſſeau, n'ayant pas pu ſuffire à donner une premiere altération complete aux ſucs, dont une végétation active l'a gorgée, ils reſtent un peu cruds, & les productions de cette plante, ou les fruits de cet arbriſſeau, n'auront point un goût auſſi ſavoureux, ils nourriront plus difficilement. L'on ſait, dans notre province, que des vignes bien fumées donnent une plus grande quantité de vins ; mais l'on ſait auſſi que la qualité n'eſt point ſi bonne, & qu'il devient d'une garde très-difficile. Ici commence la premiere diſtinction des aliments en digeſtes & indigeſtes : le ſol, les ſaiſons, l'eſpece particuliere des plantes, leurs forces accélerent plus ou moins cette préparation ; & comme tout eſt lié dans la nature, les animaux ſe nourriſſant de plantes, de grains, ou de fruits, dans leſquels la matiere nutritive n'aura reçu qu'imparfaitement la premiere élaboration dans la plante qui les a produits, meneront, avec plus d'effort, cette matiere nutritive au second degré d'altération dont elle est susceptible. Toutes choses égales ; il en est de même pour les animaux. Si l'on fait attention à la nature des plantes ou des grains dont ils font leur principale nourriture, aux différents pays qu'ils habitent, à leur genre, à leur santé, aux occupations auxquelles les hommes les soumettent, à la vie active qu'ils menent, on pourra déterminer ceux dont les chairs se digéreront le mieux.

Je vous prie, monsieur, de ne pas oublier que la matiere nutritive reçoit sa premiere altération dans les végétaux ; qu'elle en acquiert une seconde plus forte dans les animaux frugivores, & qu'elle en prend une troisieme dans ceux qui sont carnivores, laquelle la rapproche du terme qu'elle doit parcourir ; enfin, que ne pouvant rétrograder dans aucun temps, dans aucunes circonstances, il faut toujours que l'aliment dont nous nous nourrissons, puisse recevoir dans nos organes, une altération qui ne lui a pas été communiquée par le corps qui nous le fournit. D'après ce principe, les animaux vraiment frugivores ne peuvent, sans compromettre leur santé & leur vie, devenir carnivores, puisque toutes les substances animales qu'on pourroit leur présenter, auroient déja reçu toute l'altération qu'ils font capables de lui donner; & fans cette faculté, il ne fe fait plus de nutrition. Par la même raifon, il eft abfolument faux qu'il exifte des nations antropophages, parce que la matiere nutritive ayant reçu, dans le corps des hommes, toute l'altération dont elle eft fufceptible, n'ayant plus qu'à paffer à la putréfaction, il feroit impoffible que les fucs puiffent les réparer.

Je crois que la haine, l'idée d'une vengeance plus complete, peut porter quelques hordes barbares à dévorer, après une bataille, les reftes fanglans de leurs ennemis ou de leurs prifonniers; mais cette dépravation ne peut être que momentanée, fans quoi ils recevroient bientôt, par des maladies mortelles, la punition d'un excès qui fait horreur à l'humanité. Cela eft fi vrai, que nous ne pourrions pas réparer nos forces, ni même vivre pendant dix jours, fi nous mangions feulement des animaux carnivores, tels que du gibier d'eau, ou autres efpeces du même genre.

Je vous crois, monfieur, bien perfuadé que fi la nature ne nous avoit pas donné la faculté de manger de la viande, nous n'aurions pas pu l'acquérir par aucune efpece de dépravation; & comme elle eft plus inftruite que nous fur ce qui convient à notre conservation, nous pouvons la suivre sans crainte de nous égarer. Je demande à présent, à tous ceux qui ne voudront point mettre de prévention dans cette discussion, s'il est à propos de donner aux vaporeux, qui ont des organes foibles, & les visceres dans une convulsion habituelle, un genre d'aliment qui est à sa premiere altération, & qui exige un travail au-dessus de leur force, pour être assimilé.

Si on choisit des légumes tendres & nouveaux, leurs sucs, qui n'ont encore eu que de légeres élaborations, sont très-cruds; si on s'attache aux farineux, la matiere nutritive y existe dans un état de ténacité, que des organes foibles sont incapables de travailler.

La décoloration des vaporeux, & des personnes qui menent une vie sédentaire, des convalescents, annonce assez la prédominance des acides dans la masse humorale. On me permettra de dire qu'il est ridicule de présenter à cette classe d'hommes un aliment qui, en favourant cette disposition vicieuse, concourt à entretenir une diathêse, avec laquelle il est impossible de jouir d'une santé parfaite.

La maniere dont s'opere la digestion, sera le sujet de la premiere lettre que je vous adresserai : bien que ce ne soit qu'un extrait de ce que les Auteurs ont écrit sur ce sujet, dont je ne garantis point la vérité, je me persuade que vous le verrez avec plaisir. En connoissant mieux les dangers, on devient plus attentif, & on comprend la nécessité de faire un bon choix d'aliments.

J'ai l'honneur d'être, &c.

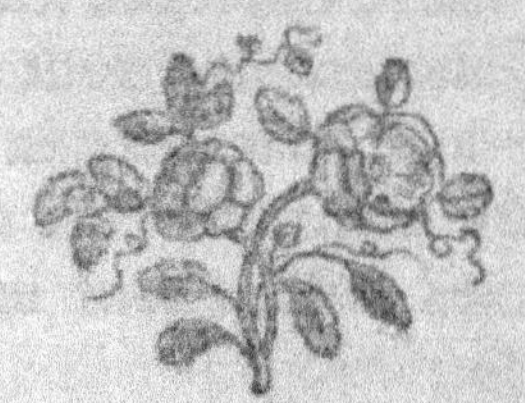

LETTRE XX.

MONSIEUR,

IL n'y a rien dans la ſtructure du corps humain qui ſoit plus digne de notre admiration, que le méchaniſme des parties qui contribuent à la coction des aliments, & qui les rendent propres à la nourriture & à l'entretien de notre machine.

Pour en prendre une idée juſte, il faut ſuivre les aliments dans tout le trajet qu'ils parcourent, depuis leur entrée dans la bouche, juſqu'aux veines lactées, où ils ſont reçus & convertis en une liqueur blanche comme du lait, que l'on nomme chyle; il faut ſuivre celui-ci dans les veines, dans ſon réſervoir lombaire, dans le canal thorachique, enfin, dans la veine ſous-claviere, où ce chyle eſt mêlé avec le ſang, & parcourt avec lui les poumons & tout le ſyſtême artériel; ce ſont-là les trois époques de la coction des aliments dans notre corps. Il faut que le chyle subisse toutes ces préparations; qu'atténué, brisé, dissous, allié avec des liqueurs déja animalisées, il soit enfin converti en sang. Daignez, monsieur, jeter un coup-d'œil avec moi sur la maniere dont cette opération s'exécute.

Les aliments, reçus dans la bouche, sont brisés, broyés par les dents, & humectés de la salive; on les avale ainsi imbibés; ils passent du gosier dans l'estomac, le long d'un canal dont la surface intérieure est continuellement humectée par une humeur que les glandes, dont il est tapissé, fournissent, & qui les aide à glisser plus aisément. Arrivés dans l'estomac, ils y subissent une plus grande dissolution, par le concours de diverses causes qui y sont appropriées: des sucs ou levains les pénetrent & les divisent; l'air qu'ils renfermoient, en se développant, les subtilise; la chaleur qu'ils trouvent acheve de les macérer & de les dissoudre; l'estomac, par son mouvement de dilatation & de contraction; le diaphragme, en s'élevant & s'abaissant continuellement, causent une espece de trituration, que plusieurs anatomistes regardent comme très-nécessaires à la digestion; elle est encore aidée par l'action comprimante des muscles du bas-ventre. L'effet de toutes ces causes réunies est tel, qu'au bout de quelque temps, la masse alimentaire est poussée peu à peu dans les intestins, sous la forme d'une matiere fluide, épaisse, douce, grisâtre; cette pâte est arrosée de trois différentes liqueurs qui se joignent à elles. La premiere est une bile jaune, épaisse, fort amere, qui coule de la vésicule du fiel; la seconde, moins jaunâtre, mais plus abondante, coule du foie; la troisieme, claire, douce, semblable à la salive, est fournie par le pancréas; cette derniere liqueur adoucit & acheve de dissoudre ce qui reste d'âcre, d'épais dans la pâte alimentaire. Les deux biles, d'une nature saponacée, dissolvent & atténuent ce qui peut se trouver de trop gluant, unissent, incorporent les parties grasses aux parties aqueuses, rendent le tout plus homogene, par leur qualité détersive & pénétrante; elles donnent plus de fluidité au chyle, & facilitent son entrée dans les veines lactées : voilà la premiere coction. La seconde commence aux veines lactées, vaisseaux d'un très-petit calibre, qui s'ouvrent dans les intestins grêles par une multitude innombrable de pores imperceptibles, qui admettent la partie la plus blanchâtre & la plus fluide du chyle; le reste de la masse continue à parcourir les intestins ; elle est sans cesse comprimée : la portion du chyle, qui a échappé à cette premiere absorption, est reprise par les mêmes vaisseaux qui tapissent tout le trajet du canal intestinal ; enfin, la partie fibreuse des aliments, ainsi dépouillés, continue sa route, & devient la matiere des selles. Les veines lactées s'échappent de la surface des intestins sous toutes sortes de directions, tantôt droites, tantôt obliques : elles se rencontrent en quelques endroits, se réunissent en d'autres, se séparent de nouveau, & s'ouvrent dans les vaisseaux qui leur servent de point de réunion ; elles y forment des angles aigus ; elles s'inserent dans les glandes, dont le mésentere est couvert, & d'où elles sortent plus grosses qu'auparavant, plus remplies d'une lymphe subtile & fluide. Ailleurs, les veines lactées coulent sur le mésentere le long des ramifications artérielles qui y serpentent ; elles y sont si contiguës, que le battement de ces arteres contribue, en les pressant, à faire avancer le chyle dont elles sont chargées. Après bien des communications, des séparations, des ramifications, les veines lactées vont se décharger dans un réservoir qui est placé entre la plus basse portion du diaphragme

& la plus haute vertebre des lombes, appelé le réservoir du chyle. Les veines ont intérieurement plusieurs valvules ou soupapes, qui s'opposent au retour du chyle, dès qu'il est parvenu dans le réservoir. Il aborde aussi dans le même endroit une quantité prodigieuse de vaisseaux lymphatiques, qui déposent une lymphe animalisée, laquelle délaie, adoucit ce chyle, le rend plus doux, plus analogue aux sucs naturels de notre corps, enfin, propre à être mêlé avec le sang, & à fournir à notre nutrition.

De ce réservoir, le chyle pressé dans le canal thorachique, tuyau mince, transparent & blanchâtre, fort étroit, qui monte perpendiculairement le long de l'épine du dos, depuis les lombes jusqu'à la cinquieme vertebre, & plus haut, jusqu'à la clavicule, où il se courbe, & va s'aboucher dans la veine sous-claviere, où il a une ouverture par laquelle, au moyen de plusieurs valvules placées à son orifice, qui ralentissent la chûte du chyle dans cette veine, il y aborde en petite quantité; le chyle, dis-je, se mêle au sang, & confondu avec ce fluide, est porté dans le cœur. Ainsi se termine le second période de la coction des aliments, depuis la bouche jusqu'à l'estomac, & depuis l'estomac jusqu'au cœur. Le chyle, dans cette immense route, est mêlé de toutes parts aux substances qui composent le sang; savoir, la salive, le mucus, la bile, l'eau, l'huile & les esprits. Il est pourtant quelques portions subtiles & spiritueuses, qui passent immédiatement dans le sang par les veines absorbantes qui tapissent la bouche, le gosier, l'estomac & les intestins. L'exemple de gens foibles, défaillants, qui recouvrent en un instant leurs forces par un verre de vin ou de liqueur; l'odeur que fournit sur le champ certaine substance aux urines, ne laissent aucun doute sur cette absorption. La troisieme modification qu'éprouvent les substances qui doivent nous nourrir, commence au moment où le chyle, mêlé avec le sang, est porté dans le ventricule droit du cœur, d'où il passe dans les poumons, où s'accomplit la sanguification. L'aliment devenu sang, après avoir subi diverses circulations, a perdu & laissé dans ces routes, ses particules onctueuses & nutritives; tout ce qui n'a pas pu être assimilé, ou que des circulations multipliées ont rendu âcre ou inutile, se sépare de la masse, sort par les différents conduits que la nature a préparés, & devient la matiere des évacuations sensibles.

Vous voilà, monsieur, suffisamment instruit sur la maniere dont s'opere la digestion; mais comme les bonnes digestions dépendent du choix des aliments, je me propose de vous en entretenir dans la lettre suivante.

J'ai l'honneur d'être, &c.

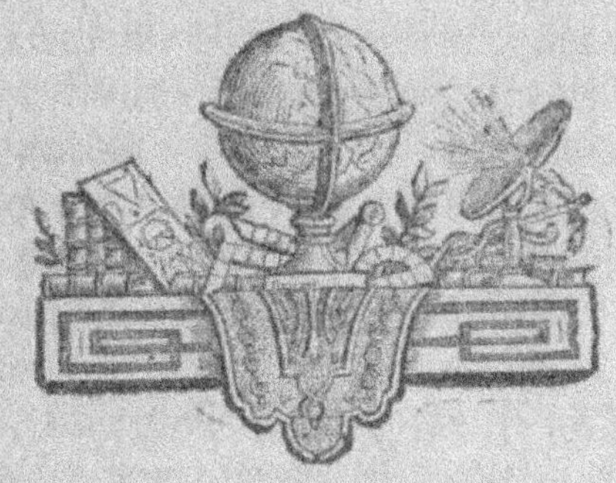

LETTRE XXI.

MONSIEUR,

LES aliments, tant liquides que ſolides, ſont les matieres premieres de la tranſpiration. Parmi le nombre de ceux que la nature nous offre, & que la ſenſualité & le luxe des tables ont inventés, il y en a qui n'ont beſoin que d'un léger effort, de la part de l'eſtomac & des liqueurs digeſtives, pour être convertis en notre propre ſubſtance. Il en eſt d'autres, au contraire, dont la digeſtion eſt difficile & longue. Lors donc qu'on réfléchit que la perfection de la ſanté dépend de la perfection de la digeſtion, on comprend que le choix des aliments eſt de la plus grande importance dans l'affection hypocondriaque ou vaporeuſe, que ce choix fait la baſe du traitement : j'oſe même aſſurer que, ſans cette précaution, tous les autres ſecours ſont inutiles.

Comme je vous ai prévenu, monſieur, que j'écrivois principalement d'après ce que j'ai obſervé ſur moi-même, vous ne trouverez pas étonnant que je parle du régime que j'ai ſuivi. Je le fais avec d'autant plus de confiance, qu'en preſcrivant le même régime aux malades confiés à mes ſoins, j'ai obtenu des ſuccès frappants.

Le matin eſt le moment où la nature a achevé la coction des humeurs, le temps où elle travaille à la dépuration par les excrétions, & où ſe fait la tranſpiration la plus abondante; il eſt donc eſſentiel de ne pas divertir ſes forces, en l'obligeant à s'occuper de la digeſtion d'une quantité conſidérable d'aliments, & de l'élaboration d'un chyle trop abondant & trop riche.

Ainſi le premier repas doit être compoſé de trois onces de pain, trempé dans une once ou environ de vin de liqueur, comme celui de Malaga, de Rota, de Chérès, d'Alicante ou *Lacryma Chriſti*; on ſe les procurera les plus naturels qu'il ſera poſſible. Ces vins ſont plus ſubſtantiels que ſpiritueux; ils fortifient & nourriſſent ſans échauffer. Si l'eſtomac ne s'accommodoit pas du vin, ce qui eſt rare, on lui ſubſtitueroit un peu de confiture ou de compote; cela ſuffit pour ſoutenir les forces, & animer la tranſpiration; l'eſtomac au dîner eſt bien mieux diſpoſé.

J'ai éprouvé que ſi l'on prend un potage, ou quelques viandes à déjeûner, ou ſi l'on reſte à jeun, la tranſpiration eſt diminuée, & l'eſtomac dérangé le reſte du jour.

Une ſoupe faite avec un bouillon peu ſucculent, bien dégraiſſé, altéré avec quelques plantes; du mouton, du veau rôti ou bouilli; des viandes blanches, de la perdrix, des alouetes, des cailles peu graſſes; une boiſſon moitié eau & vin, doivent compoſer le dîner. Je ne permets que l'une de ces viandes, au choix des malades. Le poids de vingt-ſept onces, tant liquide que ſolide, ſuffit. La boiſſon eſt de douze onces, le potage peſe huit onces, le pain quatre onces, la viande trois onces; en ne prenant rien au-deſſus, on quitte la table, l'eſtomac à l'aiſe, le corps & l'eſprit mieux diſpoſés. Comme il ſeroit ennuyeux (ce qui ſeroit peut-être le mieux cependant) de peſer les aliments à chaque repas, on reconnoîtra que l'on eſt au terme convenable, lorſqu'après le dîner on n'éprouvera aucun engourdiſſement, & que l'on ſe ſentira de l'aptitude à remplir ſes occupations ordinaires.

Le goûter conſiſte dans trois échaudés, eſpece de pâtiſſerie ſeche de notre province, (trois peſent deux onces ſix gros) un verre moitié eau & vin, quelques compotes, ou des fruits cuits, avec un peu de pain.

Au ſouper, les mêmes aliments qu'au dîner, en les variant ſuivant le goût des malades,

malades, ſeulement au poids de vingt onces ſans potage. Avec ce régime, la nuit eſt paiſible; au réveil, le corps eſt réparé & repoſé, & la tranſpiration bien préparée. Dans tous les temps j'interdis le deſſert, quel qu'il ſoit. Le mélange des aliments les plus aiſés à digérer, retarde la digeſtion, & nuit particuliérement aux vaporeux.

Ce régime paroîtra rigoureux à ceux auxquels l'habitude de s'aſſeoir à des tables bien ſervies, rend toutes les privations pénibles; mais rien ne devroit coûter à des êtres raiſonnables, pour acquérir la ſanté, ſe procurer la tranquillité de l'ame, ſe délivrer de l'ennui & des mal-aiſes qui les aſſiégent continuellement.

Les légumes apprêtés au jus ou au maigre, les poiſſons, les fruits cruds incommodent dans tous les temps, & rempliſſent de vents, rendent les digeſtions tardives, dérangent la tranſpiration; c'eſt d'après beaucoup d'eſſais ſur moi & ſur différents malades qui ſe trouvoient dans des diſpoſitions différentes, que je me ſuis aſſuré que les légumes doivent être interdits. Les farineux, de quelque qualité qu'ils ſoient, ſous quelque forme qu'on les apprête, exigent trop d'action de la part de l'eſtomac, pour être convertis en bon chyle; ces ſubſtances tournent aisément à l'aigre, & ne conviennent point dans cette maladie.

Le petit-lait, qui est le remede familier & célebre dans cette affection, affoiblit l'estomac, énerve les sucs digestifs, fait dériver l'humeur de la transpiration du côté des urines, procure des aigreurs, & ôte l'appétit. Peu de malades peuvent le supporter. Ceux dont l'estomac n'en est pas fatigué, se trouvent plus mal après son usage : il est applicable dans peu de cas.

Je ne dis rien du café, des liqueurs, du chocolat ; tout le monde sait que ces boissons ne conviennent à personne ; qu'elles irritent sans fortifier.

Un Auteur, dont je respecte & admire les talents, conseille les légumes, défend le vin. J'ai lu son ouvrage : les raisons qu'il apporte contre l'usage de cette liqueur, m'ont paru décisives. Je me suis donc mis à l'eau : j'éprouvai des incommodités dont je rejetai la cause sur le changement de régime. J'insistai néanmoins pendant deux mois ; je m'affoiblissois sensiblement ; je ne digérois plus qu'avec peine ; mon estomac ne desiroit rien ; j'abandonnai l'eau ; je me remis au vin. Au bout de trois semaines, je me trouvai dans l'état où j'étois lorsque je l'avois quitté. Pris modérément, le vin est un excellent cordial ; il fortifie l'estomac & tous les viſceres, facilite la digeſtion & la tranſpiration : ſon uſage convient à tous les vaporeux qui conſervent un peu d'embonpoint.

Il me reſteroit à parler du lait, aliment qui approche, plus qu'aucun autre, des qualités du chyle. Pluſieurs praticiens en redoutent l'uſage dans les maux de nerfs ; Sydenham, cependant, le conſeilloit, toutes les fois qu'il ne pouvoit pas placer les préparations de mars : je l'ai fait prendre avec avantage ; mais je n'en ai pas aſſez d'exemples pour oſer le preſcrire. Je crois que toutes les fois qu'il ne répugne point aux malades, & qu'il n'occaſionne aucun accident, on peut le permettre, & en attendre de bons effets. J'eſpere que dans peu je ſerai en état d'aſſigner le degre de confiance qu'on peut lui accorder. Je ferai ſuccéder à cet article du régime, les détails que vous me demandez ſur l'exercice & le ſommeil.

J'ai l'honneur d'être, &c.

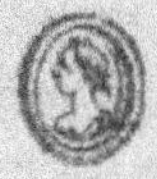

LETTRE XXII.

MONSIEUR,

TOUT est lié dans notre frêle, mais admirable machine. Le choix des aliments décide une bonne transpiration ; mais l'on sait que le choix le mieux fait ne suffit pas seul ; il faut encore une certaine disposition de la part de notre estomac & de nos visceres ; rien ne la procure mieux qu'un exercice modéré, qui, en donnant aux muscles des contractions alternatives, exerce sur les solides une pression qui réagit sur les fluides : ceux-ci réagissent à leur tour, & sont, à chaque seconde, éloignés de leur point de contact. La circulation, augmentée dans toutes les parties de la machine, soumet toutes les humeurs au même mouvement, qui peut seul donner à leurs globules la configuration dont elles ont besoin pour pénétrer les différentes séries de vaisseaux qu'ils doivent parcourir, pour séparer, diviser ce qui ne peut pas être assimilé, ou ce qui est devenu inutile ; enfin, pour procurer aux humeurs la ténuité néceſſaire pour paſſer par les pores. Parmi le nombre des exercices utiles que l'on peut indiquer, il en eſt qui doivent être pris à la campagne, les autres ſous le toit. Chacun pourra faire le choix qui ſera le plus convenable à ſon goût, à ſes occupations, ſe reſſouvenant que dans aucun temps ils ne doivent point être portés juſqu'à mettre le corps en ſueur, ce qui détermineroit l'évacuation d'une quantité de matieres crues, fatigueroit, épuiſeroit le malade. La matinée eſt le moment de la plus grande tranſpiration ; un ſommeil paiſible a opéré la coction des humeurs ; c'eſt l'inſtant d'exercer le corps. La promenade à cheval eſt, de tous les mouvements que l'on peut ſe donner, le plus utile. Tous les viſceres de l'abdomen ſont ſuſpendus ; ils éprouvent de légers frotements, un air pur agit à chaque inſtant ſur les poumons ; toutes ces cauſes réunies excitent des changements incroyables. Il faut ſeulement avoir l'attention de monter à cheval le matin à jeun, & le ſoir ſur les cinq à ſix heures, lorſque la digeſtion eſt fort avancée ; les ſecouſſes du cheval, quelque douce que ſoit ſon allure, dérangent la digeſtion des perſonnes foibles. Après l'exercice du cheval, qui de tous eſt le plus ſain & le plus utile, viennent les promenades à pied, faites dans des endroits agréables, particuliérement du côté des montagnes; les petits voyages dans une voiture bien suspendue & découverte. Ceux qui seront trop foibles pour soutenir les premiers exercices, peuvent y suppléer par de petites courses sur une riviere paisible; le bon air qu'ils respireront, les mouvements doux du bateau augmenteront la transpiration, leur donneront de l'appétit & de la gaieté. Il y a encore les armes, la danse modérée, le volant, le billard; en variant ces exercices, chacun selon son goût, & en les suivant pendant plusieurs mois avec exactitude, ils fortifieront les digestions & la transpiration.

Vous venez de voir, monsieur, les différents genres d'exercice qui conviennent aux vaporeux; je n'ai plus que quelques courtes réflexions à vous exposer sur le sommeil & sur la veille, avant que de finir ma lettre.

Un sommeil paisible favorise la transpiration, répare les forces & les esprits vitaux, que l'exercice & les veilles ont dissipés. Les personnes attaquées de maux de nerfs, ne doivent rien négliger pour se le procurer bon. Les choses qui m'ont toujours paru essentielles, sont, un souper fait d'aliments de facile digestion; de se coucher à dix heures, & de se lever à six heures du matin; d'avoir les pieds chauds en entrant au lit, de le chauffer en hiver, ou de se faire mettre aux pieds une boule d'étain remplie d'eau tiede, d'occuper un appartement sec & vaste, bien aéré, d'être bien couvert en été & en hiver; de se lever au premier réveil. Sanctorius dit que la chaleur du lit augmente la transpiration. L'expérience m'a appris qu'une fois éveillé, si l'on se tient au lit sans changer de place, la transpiration se fait moins qu'en se levant, même en hiver. J'invite à quitter le lit au premier réveil, quand ce seroit à quatre heures du matin; si le malade étoit foible, il se coucheroit dans la matinée une heure ou deux. Le second repos dérange moins la transpiration, & fortifie le corps.

Les personnes qui tiennent à leurs habitudes, assurent qu'il est indifférent de se coucher à minuit, en passant jusqu'à huit heures au lit; elles croient qu'en se reposant huit heures, elles se trouvent de pair avec celles qui se sont couchées à dix heures, & levées à six. La nature a fixé le temps du repos; toutes les fois que nous nous en écartons, elle nous laisse raisonner, & nous payons notre intempérance par les mal-aises & les incommodités.

Le corps est léger après une bonne nuit, soit à cause des nouvelles forces que l'on a acquises, soit à raison de l'évacuation de l'humeur tranſpirable. Un vent frais du midi empêche plus la tranſpiration, qu'un temps froid; ce qui fait que je conſeille de ſe tenir couvert en été & en hiver. Le ſimple changement de lit diminue la tranſpiration; les choſes auxquelles nous ne ſommes pas accoutumés, nous conviennent rarement. On eſt ſûr que la tranſpiration s'eſt bien faite pendant la nuit, lorſqu'au réveil on a l'eſprit net & le corps agile. Si l'on paſſe plus de huit heures au lit, l'on diminue la tranſpiration, le corps eſt froid, lourd, l'eſtomac eſt mal diſpoſé.

Je crois, monſieur, par tous les détails dans leſquels je viens d'entrer, avoir rempli la promeſſe que je vous avois faite. Il me reſte à deſirer que vous m'ayez lu avec l'indulgence que mérite mon intention à vous être utile. Mais pour vous mettre à portée de juger par vous-même du rapport que les faits que j'ai obſervés ont avec les conſeils que je me ſuis haſardé de vous donner, je vous envoie le Journal de l'état du corps.

J'ai l'honneur d'être, &c.

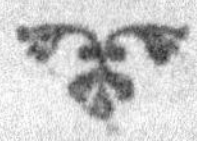

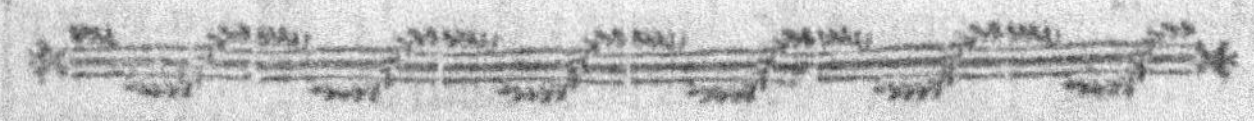

EXTRAIT DU JOURNAL

Que j'ai tenu de l'état du corps, à raison de la perfection de la transpiration, & de la température de l'air; commencé le 30 Mars 1776.

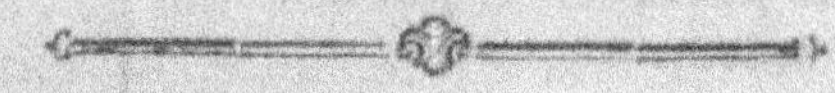

	Hauteur du Barometre.	
	Pouces.	Lignes.
Dimanche 30 Mars.		
A dix heures du soir, je pese 112 livres 12 onces.		
Lundi 31 Mars.		
A huit heures du matin, je pese 110 livres 10 onces; ce qui a opéré une diminution de 34 onces dans la nuit. J'ai eu de sécrétions sensibles 20 onces; reste pour l'insensible transpiration 14 onces; malaise.	27.	1 3. *Pluie.*
A midi, je pese 110 livres 8 onces; j'ai mangé ou bu à mon	27.	1 6. *Variable.*

	HAUTEUR DU BAROMETRE. Pouces.	Lignes.
déjeûner 9 onces & demie; dans la matinée j'ai eu, depuis huit heures jusqu'à midi, de sécrétions sensibles 4 onces; reste pour l'insensible transpiration 7 onces & demie; plus à mon aise.		
J'ai mangé ou bu à mon dîner 26 onces; ce qui a porté mon poids à 112 livres 2 onces.		
J'ai pris des aliments solides & liquides pour mon goûter & mon souper, au poids de 27 onces; ce qui devoit porter mon poids à 113 livres 13 onces.		
Je pese à dix heures du soir 112 livres 6 onces; ce qui établit une perte, dans l'après midi, de 23 onces. J'ai eu de sécrétions sensibles 15 onces & demie; reste pour l'insensible transpiration 7 onces & demie : mal à l'aise tout le soir.	27.	6.
A dix heures du soir je pese 112 livres 6 onces.		
Mardi 1 Avril.		
A huit heures & demie du matin, je pese 110 livres 5 onces; ce qui forme une perte de 33 onces pour la nuit. J'ai eu de sécrétions	27.	6.

	HAUTEUR DU BAROMETRE. Pouces. Lignes.
ſenſibles 20 onces; reſte pour l'inſenſible tranſpiration 13 onces; mal à l'aiſe. J'ai mangé ou bu à mon déjeûner 8 onces; ce qui devroit porter mon poids à 110 livres 13 onces.	
A midi, je peſe 110 livres 3 onces; ce qui forme une diminution de 10 onces de poids : dans la matinée, j'ai eu de ſécrétions ſenſibles 5 onces; inſenſible tranſpiration 5 onces; mal à l'aiſe.	*Variable.*
Après dîner, je peſe 111 livres 7 onces, ayant mangé ou bu à mon dîner le poids de 20 onces; à mon goûter & ſouper, en réuniſſant les deux repas, j'ai pris des aliments liquides ou ſolides, au poids de 23 onces 5 gros; ce qui devroit porter mon poids à 112 livres 14 onces 5 gros.	27. 13. *Pluie.*
Je peſe, à dix heures du ſoir, 111 livres 13 onces; ce qui forme une perte, depuis midi juſqu'à 10 heures du ſoir, de 17 onces; j'ai eu dans cet intervalle de ſécrétions ſenſibles 12 onces 2 gros; reſte pour l'inſenſible tranſpiration 4 onces 3 gros; fort mal à mon aiſe.	
A 10 heures du ſoir, je peſe 111 livres 13 onces.	

Mercredi 2 Avril.	HAUTEUR DU BAROMETRE. Pouces. | Lignes.
A 8 heures & demie du matin, je pese 100 livres 12 onces & demie; ce qui forme une perte de 32 onces & demie pour la nuit. J'ai eu de sécrétions sensibles 16 onces & demie; reste pour l'insensible transpiration 16 onces; un peu moins fatigué que la nuit précédente. J'ai bu ou mangé à mon déjeûner 8 onces & demie; ce qui devoit porter mon poids à 110 livres 5 onces & demie.	
Je pese à midi 109 livres 10 onces; ce qui établit une perte de 11 onces & demie pour la matinée. J'ai eu de sécrétions sensibles 5 onces 5 gros; pour l'insensible transpiration 5 onces 7 gros; un peu moins mal à mon aise.	27. | 3. Pluie.
Avant dîner, je pese 109 livres 10 onces; après dîner 110 livres 11 onces, ayant bu ou mangé à mon goûter 6 onces 7 gros, bu ou mangé à mon souper 13 onces; toutes ces choses réunies doivent porter mon poids à 112 livres 7 gros.	
A dix heures du soir, je pese 110 livres 13 onces; ce qui opere une diminution de 19 onces 7 gros,	

depuis midi juſqu'à dix heures du ſoir. J'ai eu, dans cet intervalle, de ſécrétions ſenſibles 14 onces; reſte pour l'inſenſible tranſpiration 5 onces 7 gros; fort mal à mon aiſe, & j'ai mal digéré.

A dix heures du ſoir, je peſois 110 livres 13 onces; j'ai bu, après être peſé, une taſſe de thé, qui étoit du poids de 5 onces & demie; ce qui devoit porter mon poids à 111 livres 2 onces & demie.

Jeudi 3 Avril.

A ſept heures du matin, je peſe 109 livres 10 onces; ce qui forme une diminution de 24 onces pour la nuit. J'ai peu dormi, & d'un ſommeil agité; je me ſuis levé triſte; j'ai eu de ſécrétions ſenſibles 13 onces 2 gros; reſte pour l'inſenſible tranſpiration 9 onces & demie. J'ai mangé ou bu à mon déjeûner 8 onces 7 gros; ce qui porte mon poids à 110 livres 7 gros.

Je peſe à midi 109 livres 6 onces; ce qui opere pour la matinée une diminution de 12 onces 7 gros. J'ai eu de ſécrétions ſenſibles 7 onces; reſte pour l'inſenſible tranſpiration 5 onces 7 gros; j'ai mal paſſé la matinée.

HAUTEUR DU BAROMETRE.	
Pouces.	Lignes.

HAUTEUR DU BAROMETRE.

Pouces.	Lignes.
27.	0.

A midi, je pese 109 livres 6 gros. J'ai mangé ou bu à mon dîner 23 onces; ce qui porte mon poids à 110 livres 13 onces : mon goûter & mon souper ont été composés de 24 onces & demie, tant liquides que solides; ce qui devoit porter mon poids à 112 livres 5 onces & demie.

Grande pluie.

Je pese, à dix heures du soir, 110 livres 10 onces; ce qui opere, dans l'après-midi, une diminution de 27 onces & demie. J'ai eu, dans cet intervalle, de sécrétions sensibles 18 onces; l'insensible transpiration se trouve réduite à 9 onces & demie : fort mal à mon aise.

27. | 3.

Pluie.

A dix heures du soir, je pese 110 livres 5 onces; ce qui opere, pour la nuit, une diminution de 21 onces. J'ai dormi, mais d'un sommeil inquiet. J'ai eu de sécrétions sensibles 12 onces 2 gros; reste pour l'insensible transpiration 8 onces 6 gros.

Vendredi 4 Avril.

27. | 6.

A sept heures du matin, je pese 109 livres 5 onces; j'ai mangé ou bu à mon déjeûner 8 onces & de-

	HAUTEUR DU BAROMETRE.	
	Pouces.	Lignes.
mie; ce qui devoit porter mon poids à 109 livres 13 onces & demie.		
A midi, je pese 109 livres une once; ce qui donne une diminution de 12 onces & demie pour la matinée; j'ai eu de sécrétions sensibles 4 onces un gros; reste pour l'insensible transpiration 8 onces 3 gros. J'ai été tranquille, & à dîner j'avois de l'appétit.	*Variable.*	
Après dîner, je pese 110 livres 12 onces; ce qui forme une augmentation de 27 onces en aliments liquides ou solides pour mon repas; à mon goûter, j'ai bu ou mangé 11 onces; ce qui, tout réuni, devoit porter mon poids à 112 livres 4 onces.		
A dix heures du soir, je pese 111 livres une once & demie; ce qui forme une diminution de 18 onces & demie; j'ai rendu, depuis midi jusqu'à dix heures du soir, 10 onces 6 gros par les sécrétions sensibles; reste pour l'insensible transpiration 7 onces 6 gros.	27.	6.
	Variable.	
A dix heures du soir, je pese 111 livres une once.		

Samedi 5 Avril.	Hauteur du Barometre.	
	Pouces.	Lignes.
A sept heures du matin, je pese 109 livres 9 onces 6 gros; ce qui fournit une diminution de 23 onces 2 gros pour la nuit; j'ai eu de sécrétions sensibles 12 onces 6 gros; reste pour l'insensible transpiration 10 onces 2 gros. J'ai été un peu plus tranquille.		
A sept heures du matin, je pese 109 livres 9 onces 6 gros. J'ai mangé ou bu dans la matinée 7 onces & demie; ce qui devoit porter mon poids à 110 livres une once 2 gros.		
Je pese à midi 109 livres 4 onces 3 gros; ce qui établit une diminution de 12 onces & demie pour la matinée. J'ai perdu, par les sécrétions sensibles, 4 onces & demie; & par l'insensible transpiration, 8 onces.	27.	7.
Avant midi, je pese 109 livres 4 onces & demie. Après dîner, ayant mangé ou bu 32 onces, mon poids est de 111 livres 8 onces un gros. J'ai bu & mangé à mon goûter 7 onces 2 gros; ce qui porteroit mon poids à 111 livres 13 onces; j'avois un peu mal à la tête, & je		

n'ai

	HAUTEUR DU BAROMETRE.	
	Pouces.	Lignes.
n'ai pas soupé ; cependant sans malaise.		
A six heures du soir, je pese 110 livres 9 onces & demie ; ce qui forme une diminution de 21 onces pour l'après-midi. J'ai eu de sécrétions sensibles 9 onces, transpiration insensible 12 onces & demie.	27.	9.
	Beau temps.	
A dix heures du soir, je pese 110 livres 9 onces & demie ; j'ai eu dans la nuit une perte de 22 onces & demie, de sécrétions sensibles 11 onces & demie ; reste pour l'insensible transpiration 11 onces.		
Dimanche 6 Avril.		
A 11 heures du soir, je pese 112 livres & demi once.		
Lundi 7 Avril.		
A sept heures & demie du matin, je pese 110 livres 6 onces ; j'ai diminué, dans la nuit, de 26 onces & demie. J'ai eu de sécrétions sensibles 14 onces ; reste pour l'insensible transpiration 12 onces & demie.	27.	6.
J'ai resté à jeun la matinée, & je pese à midi 109 livres 12 onces ;	*Variable.*	

HAUTEUR DU BAROMETRE.	
Pouces.	Lignes.

ce qui établit une perte de 9 onces & demie. J'ai eu de sécrétions sensibles 3 onces & demie; reste pour l'insensible transpiration 6 onces. J'éprouvai que le jeûne alloit mal aux vaporeux.

Après dîner, je pese 111 livres 12 onces, ayant mangé ou bu à mon dîner 22 onces; à mon goûter j'ai mangé 2 onces, bu 5 onces & demie; à mon souper j'ai mangé 2 onces & demie, bu 5 onces & demie. Ces deux repas ont été composés, tant en aliments liquides que solides, de 13 onces & demie; ce qui devoit porter mon poids à 112 livres 11 onces & demie. — 27. 1 3. *Vent.*

Je pese, à 11 heures du soir, 111 livres 4 onces; ce qui opere une diminution de 23 onces & demie. Dans l'après-midi, j'ai eu de sécrétions sensibles 11 onces; reste pour l'insensible transpiration 12 onces & demie.

Ma digestion a été pénible, & à quatre heures du soir, je pese 111 livres 4 onces. — 27. 1 3. *Vent.*

Mardi 8 *Avril.*

A sept heures du matin, je pese — 27. 1 3.

109 livres 11 onces 3 gros, ce qui opere une diminution, pour la nuit, d'une livre 8 onces 6 gros. J'ai eu de sécrétions sensibles 14 onces; reste pour l'insensible transpiration 10 onces 6 gros; mauvaise nuit; digestion difficile la veille.	HAUTEUR DU BAROMETRE. Pouces. | Lignes. Pluie.

A neuf heures du matin, je pese 109 livres 11 onces. J'ai bu ou mangé à mon déjeûner 7 onces 6 gros; ce qui devoit porter mon poids à 110 livres 3 onces.

Je pese, à midi, 109 livres 11 onces & demie; ce qui forme une diminution de 7 onces & demie pour la matinée. J'ai eu de sécrétions sensibles 4 onces & demie; reste pour l'insensible transpiration 5 onces : mal à l'aise.

Après mon dîner, je pese 112 livres 6 onces, ayant mangé ou bu 2 livres 11 onces; j'ai été mal à mon aise dans l'après-midi; je n'ai pas goûté. J'ai bu ou mangé à mon souper 8 onces; j'ai pris une tasse de thé de 5 onces & demie. En réunissant mon souper & le thé bu à dix heures du soir, je devois peser 113 livres 5 onces & demie, & je ne pese que 111 livres une once, ce qui opere, pour l'après-midi, une diminution de 2 livres

Texte	HAUTEUR DU BAROMETRE. Pouces. Lignes.
10 onces. J'ai eu de sécrétions sensibles, dans cet intervalle, une livre 6 onces & demie; reste pour l'insensible transpiration 12 onces un gros; tout le jour, mal à mon aise.	
A dix heures du soir, je pese 111 livres une once.	
Mercredi 9 Avril.	
A sept heures du matin, je pese 109 livres 4 onces & demie; ce qui opere une diminution, pour la nuit, d'une livre 12 onces & demie. J'ai eu de sécrétions sensibles 18 onces; reste pour l'insensible transpiration 10 onces & demie. J'ai peu dormi, me suis levé triste & mal à l'aise.	27. 13. *Brouillards.*
Avant midi, je pese 109 livres 4 onces; j'ai mangé ou bu à mon déjeûner 7 onces 6 gros; ce qui devoit porter mon poids à 109 livres 11 onces 6 gros. Il y a eu une diminution de 8 onces dans la matinée. J'ai eu de sécrétions sensibles 4 onces 2 gros; reste pour l'insensible transpiration 6 onces.	
Je pese, à midi, 109 livres 2 onces; après dîner 111 livres 4 onces, ayant mangé ou bu 2 livres	

2 onces. A mon ſouper, j'ai mangé ou bu 21 onces 3 gros; ce qui devoit porter mon poids à 112 livres 9 onces 3 gros.

A dix heures du ſoir, je peſe 110 livres 14 onces; ce qui opere une diminution de 27 onces 3 gros pour l'après-midi. J'ai eu de ſécrétions ſenſibles 14 onces & demie; reſte pour l'inſenſible tranſpiration 12 onces & demie; tout le jour mal à mon aiſe.

A dix heures du ſoir, je peſe 110 livres 14 onces.

Jeudi 10 *Avril.*

A ſept heures du matin, je peſe 109 livres 4 onces; j'ai diminué, dans la nuit, d'une livre 10 onces. J'ai eu de ſécrétions ſenſibles 17 onces 2 gros; reſte pour l'inſenſible tranſpiration 8 onces 6 gros. J'ai bu ou mangé à mon déjeûner 8 onces 2 gros.

Je peſe, à midi, 109 livres; ce qui opere une diminution de 12 onces 2 gros. J'ai eu de ſécrétions ſenſibles 7 onces & demie; reſte pour l'inſenſible tranſpiration 5 onces 6 gros.

HAUTEUR DU BAROMETRE	
Pouces.	Lignes.
27.	1 3.
Pluie.	

	HAUTEUR DU BAROMETRE. Pouces. Lignes.
Après dîner, je pese 111 livres 7 onces, ayant mangé ou bu à mon dîner 39 onces. J'ai bu ou mangé à mon souper 19 onces, ce qui devoit porter mon poids à 112 livres 10 onces.	27. 1 3.
Je pese, à dix heures du soir, 110 livres 13 onces & demie; ce qui opere une diminution de 25 onces 6 gros, dans l'après-midi. J'ai eu de sécrétions sensibles 13 onces & demie; reste pour l'insensible transpiration 10 onces 6 gros. Le vent du midi a régné tout le jour, & j'ai été fort mal à mon aise.	*Pluie.*
A dix heures du soir, je pese 110 livres 13 onces & demie.	
Vendredi 11 *Avril.*	
A sept heures du matin, je pese 109 livres 6 onces; ce qui opere une diminution de 23 onces pour la nuit. J'ai eu de sécrétions sensibles 9 onces 2 gros; transpiration insensible 13 onces 6 gros. J'ai bien dormi; j'ai eu l'estomac libre. J'ai bu ou mangé à mon déjeûner 8 onces; ce qui devoit porter mon poids à 109 livres 14 onces.	27. 1 6.
Je pese, à midi, 109 livres 10	*Variable.*

onces; ce qui opere une diminution de 13 onces; évacuations sensibles 4 onces; insensible transpiration 8 onces 2 gros. J'ai été bien la matinée.

HAUTEUR DU BAROMETRE.	
Pouces.	Lignes.
27.	1 3.
Pluie.	

Mercredi 1er Mai.

A dix heures du soir, je pese 110 livres 8 onces.

Jeudi 2 Mai.

A sept heures du matin, je pese 108 livres 14 onces & demie; ce qui opere une diminution de 25 onces & demie. J'ai eu, dans la nuit, de sécrétions sensibles 13 onces & demie; transpiration 12 onces & demie. J'ai assez bien dormi.

Le matin, je pese 108 livres 14 onces & demie; j'ai bu, dans la matinée, petit-lait 12 onces; j'ai mangé 3 onces 2 gros; ce qui devoit porter mon poids à 109 livres 13 onces 6 gros.

A midi, je pese 108 livres 4 onces; ce qui opere une diminution de 23 onces 6 gros pour la matinée. J'ai eu de sécrétions sensibles 19 onces; reste pour l'insensible transpiration 6 onces 6 gros. Très-mal à mon aise.

	Hauteur du Barometre. Pouces.	Lignes.
Après dîner, je pese 110 livres 5 onces, ayant mangé ou bu 33 onces. A mon goûter, j'ai bu 6 onces, mangé 2 onces un gros. A mon souper, j'ai bu 12 onces, j'ai mangé 3 onces; ce qui devoit porter mon poids à 111 livres 13 onces 7 gros.	27.	4.
A dix heures du soir, je pese 110 livres 9 onces & demie; ce qui opere une diminution de 20 onces 3 gros dans l'après-midi. J'ai eu de sécrétions sensibles 9 onces 5 gros; insensible transpiration 10 onces 6 gros.		
Vendredi 3 Mai.		
A dix heures du soir, je pese 110 livres 9 onces & demie; j'ai bu une tasse de thé pesant 6 onces; ce qui porte mon poids à 110 liv. 15 onces & demie.	27.	4.
Samedi 4 Mai.		
A six heures & demie du matin, après une nuit assez paisible, je pese 109 livres 5 onces; ce qui opere une diminution, pour la nuit, de 26 onces & demie. J'ai eu de sécrétions sensibles 13 onces 2 gros; insensible transpiration 13	27.	4.

HAUTEUR DU BAROMETRE.	
Pouces.	Lignes.

onces 2 gros. J'ai bu dans la matinée, de petit-lait 12 onces, mangé 3 onces 2 gros; ce qui doit porter mon poids à 110 livres 4 onces.

Je pese à midi 108 livres 10 onces; ce qui opere une diminution, pour la matinée, de 26 onces. J'ai eu de sécrétions sensibles, depuis six heures & demie jusqu'à midi, 20 onces & demie; reste pour l'insensible transpiration 5 onces & demie; très-mal à mon aise.

27. | 0.
Grande pluie.

Je pese, après midi, 110 livres 11 onces, ayant mangé ou bu à mon dîner 33 onces. J'ai mangé à mon souper 4 onces & demie, bu 6 onces, plus une tasse de thé pesant 6 onces; ce qui devoit porter mon poids à 111 livres 11 onces.

A dix heures du soir, je pese 110 livres 9 onces & demie; ce qui opere, pour l'après-midi, une di-diminution de 17 onces & demie. J'ai eu, dans cet intervalle, de sécrétions sensibles 9 onces 6 gros; reste pour l'insensible transpiration 5 onces 2 gros; mal à l'aise.

27. | 3.
Pluie.

Dimanche 5 Mai.

A huit heures du matin, je pese

27. | 0.
Grande pluie.

	HAUTEUR DU BAROMETRE. Pouces. | Lignes.
108 livres 3 onces & demie ; ce qui opere une diminution, pour la nuit, de 38 onces. J'ai eu, dans cet intervalle, de sécrétions sensibles 14 onces & demie ; insensible transpiration 14 onces ; fort mal à mon aise.	
J'ai mangé à mon déjeûner, aliments solides 4 onces & demie ; j'ai bu 6 onces ; ce qui devoit porter mon poids à 108 livres 14 onces.	
A midi, je pese 107 livres 15 onces & demie ; ce qui opere une diminution de 14 onces & demie pour la matinée. J'ai eu de sécrétions sensibles 8 onces & demie ; insensible transpiration 6 onces ; mal à mon aise.	27. | 3. *Pluie.*
Après dîner, je pese 109 livres 5 onces & demie, ayant bu ou mangé 9 onces & demie ; à mon goûter, bu ou mangé 9 onces & demie ; à mon souper, bu ou mangé 9 onces ; ce qui devoit porter mon poids à 110 livres 8 onces.	27. | 6. *Variable.*
Je pese, à dix heures du soir, 109 livres 2 onces 6 gros ; ce qui opere une diminution de 21 onces pour l'après-midi. J'ai eu de sécrétions sensibles 10 onces ; reste pour	

l'insensible transpiration 11 onces; plus à mon aise.

HAUTEUR *DU* BAROMETRE.

Pouces. | Lignes.

Lundi 6 Mai.

A sept heures du matin, je pese 107 livres 13 onces; ce qui forme une diminution de 21 onces 6 gros pour la nuit. J'ai eu de sécrétions sensibles 10 onces; insensible transpiration 11 onces 6 gros; nuit paisible, l'esprit & le corps libres.

27. 1 8.

Temps agréab.

J'ai mangé ou bu à mon déjeûner 9 onces 3 gros; ce qui devoit porter mon poids à 108 livres 6 onces 3 gros.

A midi & un quart, je pese 107 livres 8 onces & demie; diminution 14 onces & un gros. J'ai eu de sécrétions sensibles 9 onces & demie; insensible 4 onces & demie.

27. 1 5.

Je pese, avant dîner, 107 livres 8 onces & demie. Après dîner, 109 livres 2 onces, ayant bu ou mangé 26 onces. A mon goûter, j'ai mangé 2 onces & demie; j'ai bu 6 onces. A mon souper, j'ai mangé ou bu 16 onces 2 gros; augmentation 110 livres 11 onces 2 gros.

Temps couv.

Je ne pese, à dix heures du soir,

	HAUTEUR DU BAROMETRE. Pouces. Lignes.
que 109 livres 8 onces & demie ; ce qui opere une diminution, pour l'après-midi, de 18 onces 6 gros ; sécrétions sensibles 10 onces & demie ; transpiration 8 onces ; mal à mon aise.	
A dix heures du soir, je pese 109 livres 8 onces & demie.	
Mardi 7 Mai.	
A six heures & demie du matin, je pese 108 livres 7 onces ; diminution de 17 onces ; sécrétions sensibles 9 onces ; insensible transpiration 8 onces & demie. J'ai mangé ou bu dans la matinée 8 onces 5 gros ; augmentation 15 onces 5 gros.	27. 1 3.
Je pese, à midi, 108 livres 3 onces & demie ; diminution, pour la matinée, 13 onces un gros ; sécrétions sensibles 7 onces 7 gros ; insensible transpiration 5 onces 2 gros : mal à l'aise.	*Temps couv.*
Après dîner, je pese 110 livres 3 onces ; augmentation de 32 onces & demie pour mon dîner, tant liquides que solides. A mon souper, 15 onces ; augmentation 111 livres 2 onces.	27. 1 3.
A dix heures du soir, je pese	*Pluie.*

	HAUTEUR DU BAROMETRE.	
	Pouces.	Lignes.
110 livres 10 onces. J'ai diminué, dans l'après-midi, de 17 onces; dans cet intervalle, de sécrétions sensibles, 12 onces 2 gros; insensible transpiration 4 onces 6 gros. J'ai été très-mal à mon aise.		
Je pese, à dix heures du soir, 110 livres une once. J'ai mangé ou bu, dans la nuit, 4 onces 3 gros; ce qui devoit porter mon poids à 110 livres 5 onces 3 gros.		
Mercredi 8 *Mai.*		
Je pese, à huit heures du matin, 108 livres 7 onces & demie; ce qui opere une diminution de 30 onces un gros pour la nuit. J'ai eu de sécrétions sensibles 16 onces un gros; insensible transpiration 14 onces : mal à l'aise.	27.	1 3. *Temps sombre.*
A dix heures du soir, je pese 110 livres 5 onces & demie.		
Jeudi 9 *Mai.*		
A sept heures du matin, après une nuit paisible, je pese 108 liv. 14 onces; diminution dans la nuit, 32 onces; sécrétions sensibles 10 onces; transpiration 13 onces & demie : bien dormi.	27.	1 6.

	HAUTEUR DU BAROMETRE.	
	Pouces.	Lignes.
J'ai mangé à mon déjeûner 2 onces 5 gros, bu 8 onces; augmentation 109 livres 8 onces 5 gros.		
Je pese, à midi, 108 livres 6 onces; diminution 18 onces 5 gros pour la matinée. Sécrétions sensibles 12 onces 2 gros; insensible transpiration 6 onces 3 gros. Mal à mon aise & foible.	27.	3.
Après dîner, je pese 109 livres 13 onces & demie. J'ai bu ou mangé 23 onces & demie. A mon goûter, 12 onces 6 gros. A mon souper, 10 onces : augmentation 111 livres 3 onces 2 gros; plus, thé 6 onces.		
Je pese, à dix heures du soir, 109 livres 15 onces; diminution 26 onces 2 gros : sécrétions sensibles une once & demie; insensible transpiration 15 onces & demie.		
A dix heures du soir, je pese 109 livres 15 onces.		
Vendredi 10 *Mai*.		
A sept heures du matin, je pese 108 livres 2 onces; diminution de la nuit 25 onces; sécrétions sensibles 17 onces 2 gros; insensible	27.	6.
	Pluie.	

	Hauteur du Barometre.	
	Pouces.	Lignes.
transpiration 11 onces 6 gros. Fort mal à mon aise la nuit.		
J'ai pris, à mon déjeûner, un bouillon pesant 8 onces, pain & vin 2 onces 6 gros.		
Je pese, à midi, 108 livres justes; diminution de la matinée, 12 onces 6 gros; sécrétions sensibles 8 onces; insensible transpiration 4 onces 6 gros; mal à mon aise tout le matin.	27.	3. *Pluie.*
Après dîner, je pese 109 livres 14 onces; ayant bu ou mangé 30 onces; à mon goûter, 14 onces 6 gros; à mon souper, bu ou mangé 10 onces: augmentation 111 liv. 8 onces 6 gros.		
Je pese, à dix heures du soir, 110 livres; diminution de 24 onces 6 gros; sécrétions sensibles 12 onces & demie; insensible transpiration 11 onces 6 gros. Ni mal ni bien.	27.	6.
Vendredi 31 *Mai.*		
A dix heures du soir, je pese 109 livres 5 onces.		
Samedi 1er *Juin.*		
A sept heures & demie du matin, je pese 107 livres 9 onces & demie; diminution 27 onces pour	27.	6

HAUTEUR DU BAROMETRE.	
Pouces.	Lignes.
27.	6.

la nuit; sécrétions sensibles 12 onces & demie; transpiration 15 onces; pris, à mon déjeûner, 8 onces & demie.

Je pese, à midi, 106 livres 13 onces; diminution 21 onces pour la matinée; sécrétions sensibles 10 onces; transpiration 9 onces : mal à l'aise.

Après mon dîner, je pese 108 livres 7 onces 2 gros, ayant bu ou mangé 26 onces 2 gros. A mon goûter, 7 onces & demie. A mon souper, 9 onces 2 gros; augmentation 109 livres 8 onces.

Je pese, à dix heures du soir, 108 livres 5 onces; diminution 18 onces; sécrétions sensibles 8 onces; transpiration 10 onces. J'ai pris une tasse de thé pesant 6 onces.

Dimanche 2 Juin.

A sept heures du matin, je pese 107 livres 5 onces; diminution de 24 onces; sécrétions sensibles, 9 onces 2 gros; transpiration ou sueur 15 onces. A mon déjeûner, j'ai bu ou mangé 8 onces; augmentation 107 livres 11 onces.

Je pese, à midi, 106 livres 14 onces 7 gros; diminution 12 onces

	HAUTEUR DU BAROMETRE.	
	Pouces.	Lignes.
un gros ; sécrétions sensibles 6 onces ; insensible transpiration 6 onces un gros.		
A onze heures du soir, je pese 108 livres 5 onces & demie.		
Lundi 3 Juin.		
A sept heures du matin, je pese 106 livres 15 onces ; diminution 22 onces & demie ; sécrétions sensibles 9 onces ; insensible transpiration 13 onces & demie. J'ai bien dormi.	27.	8.
J'ai bu ou mangé à mon déjeûner 12 onces 2 gros.		
Je pese, à midi, 106 livres 13 onces ; diminution 14 onces 2 gros ; sécrétions sensibles 6 onces 6 gros ; insensible transpiration 7 onces & demie.		
Je pese, à midi, 106 livres 13 onces ; après dîner 108 livres 9 onces & demie, ayant pris 28 onces & demie ; à mon goûter, 11 onces 6 gros ; à mon souper, 9 onces ; le tout réuni, donne augmentation, 109 livres 14 onces 2 gros.		
Je pese, à dix heures & demie du soir, 108 livres 10 onces ; diminution 20 onces 2 gros ; sécrétions	27.	8.

fensibles 8 onces & demie; transpiration 10 onces 6 gros.

HAUTEUR DU BAROMETRE.	
Pouces.	Lignes.
27.	9.
27.	9.

Mardi 4 Juin.

A fept heures du matin, je pefe 106 livres 12 onces; diminution 30 onces; fécrétions fenfibles 16 onces & demie; infenfible tranfpiration 13 onces & demie. Mauvaife nuit.

J'ai pris, à mon déjeûner, 14 onc. & demie; augmentation 107 livres 10 onces & demie.

Je pefe, à midi, 106 livres 13 onces & demie; diminution 13 onces; fécrétions fenfibles 4 onces 3 gros; tranfpiration 8 onces 5 gros.

Après dîner, je pefe 108 livres 8 onces & demie, ayant pris 27 onces; à mon goûter, 7 onces; à mon fouper, 9 onces; augmentation 109 livres 8 onces & demie.

Je pefe, à dix heures du foir, 108 livres 10 onces & demie; diminution 23 onces; fécrétions fenfibles 10 onces & demie; infenfible tranfpiration 12 onces & demie.

Mercredi 5 Juin.

A fept heures du matin, je pefe

HAUTEUR DU BAROMETRE	
Pouces.	Lignes.

106 livres 14 onces & demie; diminution 19 onces; sécrétions sensibles 5 onces & demie; insensible transpiration 13 onces & demie.

J'ai pris, à mon déjeûner, 8 onc. 6 gros; augmentation 107 livres 7 onces. — 27. | 6.

Je pese, à midi, 106 livres 8 onces; diminution 15 onces; sécrétions sensibles 9 onces & demie; l'insensible transpiration 5 onces & demie.

Après mon dîner, je pese 108 livres 4 onces, ayant pris 28 onces. A mon souper, 18 onces & demie; augmentation 109 livres 6 onces & demie.

Je pese, à dix heures & demie du soir, 108 livres 3 onces & demie; diminution 19 onces & demie; sécrétions sensibles 9 onces 5 gros; insensible transpiration 12 onces.

Jeudi 6 Juin.

A six heures & demie du matin, je pese 107 livres 2 onces; diminution 17 onces; sécrétions sensibles 8 onces; insensible transpiration 9 onces. J'ai pris, à mon déjeûner, 6 onces 2 gros: augmentation 107 livres 8 onces 2 gros. — 27. | 6.

	HAUTEUR DU BAROMETRE. Pouces.	Lignes.
Je pese, à midi, 106 livres 14 onces & demie; diminution 9 onc. 6 gros; sécrétions sensibles 4 onces 5 gros; insensible transpiration 5 onces un gros.		
Après dîner, je pese 108 livres 11 onces : augmentation 28 onces. J'ai pris, à mon goûter, 7 onces 6 gros; à mon souper, 13 onces & demie; augmentation 110 livres 6 gros.		
Je pese, à dix heures du soir, 109 livres 2 onces & demie; diminution de 14 onces 2 gros pour l'après-midi; sécrétions sensibles 8 onces 2 gros; insensible transpiration 6 onces.		
A dix heures du soir, je pese 109 livres 2 onces & demie; pris, de thé, 6 onces.		
Vendredi 7 Juin.		
A six heures du matin, je pese 108 livres 5 onces. Pris, à mon déjeûner, 2 onces 2 gros : augmentation 108 livres 7 onces 2 gros.	27.	13.
Je pese, à onze heures un quart, 106 livres 7 onces; diminution 2 livres 2 gros. J'ai eu, depuis six heures du matin jusqu'à onze un		

quart, de sécrétions sensibles 24 onces 6 gros; insensible transpiration 7 onces & demie : mal-aise.

Je pese, après dîner, 108 livres 13 onces & demie, ayant mangé ou bu 38 onces & demie; à mon goûter, bu 6 onces; à mon souper, pris 9 onces; augmentation 109 livres 12 onces.

Je pese, à onze heures du soir, 108 livres 3 onces 6 gros; diminution de 24 onces 2 gros pour l'après-midi. Sécrétions sensibles 10 onces; transpiration 14 onces 2 gros. Après mon poids pris, je me trouvai l'estomac vuide; je pris 8 onces 2 gros; augmentation 108 livres 12 onces.

Samedi 8 Juin.

A sept heures du matin, je pese 107 livres & demie; diminution 27 onces; sécrétions sensibles 9 onces; transpiration 18 onces. J'ai observé, dans la matinée du 8 Juin, (j'avois déja fait cette observation plus d'une fois) cette évacuation que les Auteurs disent arriver tous les mois. Elle est annoncée deux ou trois jours avant, par une diminution marquée dans les évacuations sensibles, ou au moins, chez les vaporeux, par deux ou trois

Hauteur du Barometre.	
Pouces.	Lignes.
27.	6.
27.	9.
27.	9.

nuits inquietes; on éprouve un sentiment de pesanteur & de gêne autour des hypocondres; les mouvemens du corps sont plus pénibles; le pouls, que je me tâtois plusieurs fois chaque jour, & même dans la nuit, annonce une crise. Quoique dans cette matinée l'évacuation sensible surpassât du double l'évacuation insensible, j'en fus moins fatigué que de coutume; j'éprouvai tout le jour une sorte de gaieté & de bien-être que je n'avois pas eu depuis long-temps: ce fut une diarrhée qui forma la crise.

HAUTEUR DU BAROMETRE.	
Pouces.	Lignes.

Dimanche 9 Juin.

Je pese, à sept heures du matin, 107 livres & demie & demi-once. J'ai bu ou mangé, à mon déjeûner, 7 onces; augmentation 107 livres 7 onces & demie.

Pouces.	Lignes.
27.	6.

Je pese, à midi, 107 livres 3 onces & demie; diminution 20 onces; sécrétions sensibles 13 onces & demie; insensible transpiration 6 onces & demie. Après dîner, je pese 108 livres 3 onces: augmentation de 31 onces & demie pour le dîner. A mon goûter, pris 8 onces 6 gros; dans l'après-midi, un verre de sirop, 6 onces. A mon sou-

	HAUTEUR DU BAROMETRE.	
	Pouces.	Lignes.
per, pris 12 onces 2 gros : augmentation 109 livres 14 onces.		
A dix heures & un quart du soir, je pese 108 livres 9 onces & demie; diminution 20 onces & demie pour l'après-midi; sécrétions sensibles 10 onces & demie; insensible transpiration 10 onces.		
Lundi 10 *Juin.*		
A sept heures du matin, je pese 107 livres 4 onces; diminution de 21 onces & demie pour la nuit; sécrétions sensibles 9 onces; insensible transpiration 14 onces & demie. J'ai bien dormi.	27.	9.
J'ai pris, à mon déjeûner, 9 onces; augmentation 107 livres 13 onces.		
Je pese, à midi, 107 livres 2 onces; diminution 11 onces; sécrétions sensibles 7 onces; insensible transpiration 4 onces : mal à mon aise.	27.	6.
Après dîner, je pese 108 livres 12 onces; augmentation de 26 onces pour mon dîner. Pris à mon goûter, 8 onces 3 gros; à mon souper, 9 onces 2 gros; augmentation 109 livres 13 onces 5 gros.	27.	3.

HAUTEUR DU BAROMETRE.	
Pouces.	Lignes.
27.	13.

Je pese, à dix heures du soir, 108 liv. 9 onces; diminution, pour l'après-midi, 20 onces 5 gros; sécrétions 13 onces; insensible transpiration 7 onces 5 gros : mal à l'aise tout le jour; & à dix heures & demie du soir, je pese 108 livres 9 onces.

Mardi 11 *Juin.*

A six heures trois quarts du matin, 107 livres 4 onces; diminution 21 onces pour la nuit; sécrétions sensibles 12 onces 6 gros; insensible transpiration 8 onces 2 gros. Sommeil inquiet, le corps fatigué au réveil.

F I N.

APPROBATION.

J'AI lu, par ordre de Monseigneur le Garde des Sceaux, un Manuscrit intitulé : *Recherches sur la cause des Affections Hypocondriaques, apelées communément Vapeurs* ; & je n'y ai rien trouvé qui doive en empêcher l'impression. A Paris, le 22 Juin 1785. DE HORNE, C. R.

PRIVILEGE DU ROI.

LOUIS, PAR LA GRACE DE DIEU, ROI DE FRANCE ET DE NAVARRE : A nos amés & féaux Conseillers, les Gens tenant nos Cours de Parlement, Maîtres des Requêtes ordinaires de notre Hôtel, Grand-Conseil, Prévôt de Paris, Baillifs, Sénéchaux, leurs Lieutenans-Civils, autres nos Justiciers qu'il appartiendra : SALUT. Notre bien amé, le Sieur Claude REVILLON, Docteur en Médecine de l'Académie de Dijon, Nous a fait exposer qu'il desireroit faire imprimer & donner au Public un Ouvrage de sa composition, intitulé : *Recherches sur la cause des Affections Hypocondriaques, apelées communément Vapeurs, &c.* s'il Nous plaisoit lui accorder nos Lettres de privilege à ce nécessaires. A CES CAUSES, voulant favorablement traiter l'Exposant, Nous lui avons permis & permettons de faire imprimer ledit Ouvrage autant de fois que bon lui semblera, & de le vendre, faire vendre par tout notre Royaume ; Voulons qu'il jouisse de l'effet du présent Privilege, pour lui & ses hoirs à perpétuité, pourvu qu'il ne le rétrocede à personne ; & si cependant il jugeoit à propos d'en faire une cession, l'acte qui la contiendra sera enregistré en la Chambre Syndicale de Paris, à peine de nullité, tant du Privilege que de la Cession ; & alors, par le fait seul de la Cession enregistrée, la durée du présent Privilege sera réduite à celle de la vie de l'Exposant, ou à celle de dix années, à compter de ce jour, si l'Exposant décede avant l'expiration desdites dix années; le tout, conformément aux articles IV & V de l'Arrêt du Conseil du 30 Août 1777, portant Réglement sur la durée des Privileges en Librairie. Faisons défenses à tous Imprimeurs, Libraires & autres personnes, de quelque qualité & condition qu'elles soient, d'en introduire d'impression étrangere dans aucun lieu de notre obéissance; comme aussi d'imprimer ou faire imprimer, vendre, faire vendre, débiter ni contrefaire ledit Ouvrage, sous quelque prétexte que ce puisse être, sans la permission expresse & par écrit dudit Exposant, ou de celui qui le représentera, à peine de saisie & de confiscation des exemplaires contrefaits, de six mille livres d'amende, qui ne pourra être modérée pour la premiere fois, de pareille amende & de déchéance d'état, en cas de récidive, & de tous dépens, dommages & intérêts, conformément à l'Arrêt du Conseil du 30 Août 1777, concernant les contrefaçons: à la charge que ces Présentes seront enregistrées tout au long sur le Registre de la Communauté des Imprimeurs & Libraires de Paris, dans trois mois de la date d'icelles; que l'impression dudit Ouvrage sera faite dans notre Royaume, & non ailleurs, en beau papier & beaux caracteres, conformément aux Réglemens de la Librairie, à peine de déchéance du présent Privilege; qu'avant de l'exposer en vente, le Manuscrit qui aura servi de copie à l'impression dudit Ouvrage, sera remis, dans le même état où l'Approbation y aura été donnée, ès mains de notre très-cher & féal Chevalier Garde des Sceaux de France, le Sieur HUE DE MIROMESNIL; qu'il en sera ensuite remis deux exemplaires dans notre Bibliotheque publique, un dans celle de notre Château du Louvre, un dans celle de notre cher & féal Chevalier Chancelier de France, le sieur DE MAUPEOU, & un dans celle dudit sieur HUE DE MIROMESNIL: Le tout à peine de nullité des Présentes, du contenu desquelles vous mandons & enjoignons de faire jouir ledit Exposant

& ses hoirs, pleinement & paisiblement, sans souffrir qu'il leur soit fait aucun trouble ou empêchement. Voulons que la copie des Présentes, qui sera imprimée tout au long au commencement ou à la fin dudit Ouvrage, soit tenue pour duement signifiée, & qu'aux copies collationnées par l'un de nos amés & féaux Conseillers Secrétaires, foi soit ajoutée comme à l'Original. Commandons au premier notre Huissier ou Sergent sur ce requis, de faire, pour l'exécution d'icelles, tous actes requis & nécessaires, sans demander autre permission, & nonobstant clameur de Haro, Charte Normande, & Lettres à ce contraires : CAR tel est notre plaisir. DONNÉ à Paris, le 28 d'Avril, l'an de grace 1779, & de notre Regne le cinquieme. Par le Roi en son Conseil.

LE BEGUE.

Registré sur le Registre XXI. de la Chambre Royale & Syndicale des Libraires & Imprimeurs de Paris, N°. 1715, fol. 132, conformément aux dispositions énoncées dans le présent Privilege, & à la charge de remettre à ladite Chambre les huit exemplaires prescrits par l'art. CVIII du Réglement de 1723. A Paris, ce 5 Mai 1779.

A. M. LOTTIN, l'aîné, Syndic.

De l'Imprimerie de la Veuve HERISSANT, rue Neuve Notre-Dame. 1786.

www.ingramcontent.com/pod-product-compliance
Ingram Content Group UK Ltd.
Pitfield, Milton Keynes, MK11 3LW, UK
UKHW022018170726
13837UKWH00001B/259